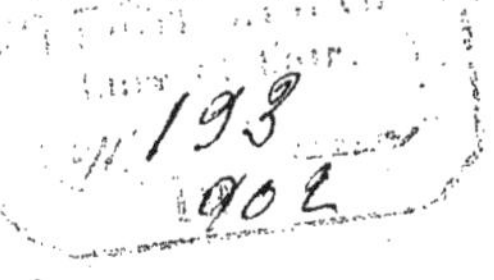


# Angine
## pseudo-membraneuse secondaire de la syphilis



PAR

Le Dr Georges BELLAN
PRÉPARATEUR ADJOINT D'HISTOLOGIE

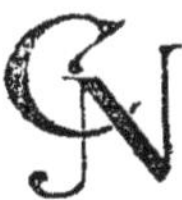

PARIS
C. NAUD, ÉDITEUR
3, RUE RACINE, 3

1902

# *Angine pseudo-membraneuse secondaire de la syphilis*



PAR

Le Dr Georges **BELLAN**
PRÉPARATEUR ADJOINT D'HISTOLOGIE

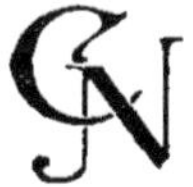

PARIS
C. NAUD, ÉDITEUR
3, RUE RACINE, 3

1902

A MA MÈRE

Nous ne voulons pas terminer nos études médicales sans adresser à nos différents maîtres nos sincères remerciements pour leur bienveillant accueil et leurs si précieuses leçons.

MM. les Drs Rémy et Sapelier ont bien voulu, dès le début de nos études, nous accepter dans leurs services de la maison départementale de Nanterre ; et, alors que le Dr Rémy nons apprenait à aimer la chirurgie, c'est au Dr Sapelier que nous devons nos premières connaissances médicales.

Nous avons eu l'honneur d'être ensuite l'élève du regretté Dr Dujardin-Beaumetz, à l'hôpital Cochin.

M. le Dr Troisier, à l'hôpital Lariboisière d'abord, puis à l'hôpital Beaujon, nous permit pendant de longs mois de profiter de ses si intéressantes et si fécondes leçons.

Stagiaire chez M. le Pr Cornil, à l'Hôtel-Dieu, nous avons appris à nous intéresser à l'anatomie pathologique.

A l'hôpital Beaujon, de nouveau, M. le Dr Ribemont-Dessaignes voulut bien nous admettre dans son service et nous initier à l'art et à la pratique des accouchements.

M. le Dr Lyot, en nous gardant pendant plus d'un an avec lui à la consultation de chirurgie de l'hôpital Beaujon, nous permit de nous familiariser avec la petite chirurgie.

M. le Pr agrégé Rémy a bien voulu nous accepter comme préparateur bénévole d'abord, et nous faire nommer ensuite aide-préparateur au laboratoire des travaux pratiques d'histologie ; nous avons trouvé, auprès de lui et de M. le Dr Launois, une bienveillance dont nous gardons un pieux souvenir. Nous ne saurions suffisamment remercier M. le Pr Mathias Duval de nous avoir maintenu jusqu'à ce jour dans cette fonction.

A tous nous adressons ici l'hommage de notre sincère reconnaissance.

Nous voulons profiter de notre thèse inaugurale pour dire à M. le Dr Saint-Yves Ménard combien nous lui sommes reconnaissant d'avoir bien voulu, depuis plusieurs années, nous compter au nombre de ses collaborateurs à l'Institut de vaccine animale.

En outre, nous voulons remercier aussi tout particulièrement notre excellent ami, M. le Dr Le Marc'Hadour, qui a bien voulu se départir en notre faveur de deux observations originales, et auprès de qui nous avons trouvé, pour tous les conseils qui nous étaient nécessaires, l'accueil le plus dévoué.

M. le Dr Bourges a bien voulu, lui aussi, mettre à notre disposition ses connaissances sur ce sujet ; nous l'en remercions bien vivement.

Enfin, que M. le Pr Raymond accepte l'assurance de notre profonde gratitude pour le grand honneur qu'il nous a fait en acceptant la présidence de notre thèse.

---

# CHAPITRE I

## HISTORIQUE

« L'unité de la diphtérie a été plus souvent acceptée que contestée. Il est toujours séduisant d'avoir à son service un nom qui s'applique à des états analogues et qui dispense d'un plus profond examen.

« Mon sentiment est que la diphtérie caractérisée par une fausse membrane résistante et plus ou moins envahissante, doit représenter tout au plus, dans la vague nomenclature de la nosologie, un genre qu'il est indispensable de décomposer en espèces, et que, plus on établira de divisions et de subdivisions justifiées, plus on rendra de services à la pratique (1). »

Telle était l'opinion de Lasègue en 1868, opinion qu'il exprimait en les termes que nous venons de citer, dans son Traité des angines, au chapitre : angines diphtéroïdes.

Lasègue sentait bien que, malgré les efforts de Bretonneau, de Trousseau et de Home, malgré les recherches et les travaux qu'il avait pu faire lui-même, on

---

(1) Lasègue. Traité des angines (1868), p. 238.

rangeait sous la même étiquette de diphtérie des formes cliniques bien différentes qui n'avaient absolument comme point de contact que la présence d'une fausse membrane.

La confusion était telle que des gens comme Bretonneau décrivaient et confondaient avec la diphtérie la stomatite ulcéro-membraneuse.

Le microscope et l'anatomie pathologique allaient-ils permettre de remplir le desideratum exprimé par Lasègue?

Au début, dans le légitime orgueil d'un merveilleux moyen d'investigation nouveau, on avait pu espérer faire dans cet ensemble, des catégories nettement différenciées.

Mais « les études anatomo-pathologiques n'ont pu trancher les hésitations et assurer le diagnostic. La fausse membrane des angines diphtéroïdes est constituée par des débris d'épithélium dégénéré, des leucocytes, et par de la fibrine ; sa structure est identique à celle de la fausse membrane de la diphtérie » (Laboulbène, Cornil, Leloir) (1).

Virchow et Rokitansky n'établirent qu'une confusion nouvelle avec leur division toute artificielle d'inflammation diphtérique opposée à l'inflammation croupale.

En somme, le succès ne répond pas à l'effort, et toutes les tentatives de classification, au moyen du microscope et de l'anatomie pathologique, restent vaines.

C'est alors que la bactériologie semble, avec la décou-

---

(1) Bourges. Les angines pseudo-membraneuses. *Semaine médicale*, 1895, p. 293.

verte immortelle de Lœffler, devoir éclairer d'un jour définitif les angines à fausses membranes.

En 1884, en effet, Lœffler arrive à isoler et à cultiver sur sérum le bacille de la diphtérie que Klebs avait vu, l'année précédente, dans les fausses membranes. Il inocule des cultures pures de ce bacille à des animaux, et il provoque, sur les muqueuses excoriées du pigeon, de la poule, du lapin et du cobaye, des fausses membranes identiques à celles de la diphtérie.

Dès lors, semble-t-il, l'erreur n'est plus possible : armé d'un tube de sérum et d'un microscope, après avoir prélevé dans la gorge du malade un fragment de fausse membrane, le médecin pourra, sans la moindre hésitation, porter un diagnostic ferme et instituer le traitement héroïque.

Malheureusement, des découvertes successives ont montré que ce mode d'investigation, précieux sans aucun doute, n'était pas aussi parfait qu'on aurait pu le croire au début, et que, s'il permettait de révéler dans un exsudat la présence du bacille de Lœffler, il n'était pas suffisant pour établir une classification définitive de toutes les angines pseudo-membraneuses.

Toutes les angines à fausses membranes ne sont pas, en effet, caractérisées par le bacille de Lœffler, et les examens bactériologiques ont révélé dans ces productions un grand nombre d'autres microbes.

A côté de ce type désormais irréductible de l'angine diphtérique vraie à Lœffler, qui a comme corollaire thérapeutique le sérum de Roux ; à côté de l'angine à streptocoques de la scarlatine, nous trouvons encore de nombreuses affections à fausses membranes très différentes comme gravité, et dont la bactériologie est si complexe que c'est la clinique qui doit en éclairer le diagnostic.

Parmi ces angines pseudo-membraneuses, l'une des moins connues encore est celle qui se rencontre dans la syphilis secondaire. Nous consacrons à son étude notre thèse inaugurale.

Parcourons, pour commencer, l'historique de la question.

Il n'est pas très rare de voir, sur un chancre infectant de l'amygdale, ou sur des syphilides secondaires, se former une fausse membrane, qui rappelle objectivement et histologiquement, nous le verrons, la fausse membrane de la diphtérie.

En 1845, Devasse et Deville (1) signalent pour la première fois « des plaques muqueuses se couvrant d'une exsudation grisâtre ou jaunâtre, ferme, compacte, adhérente, ressemblant en tout aux couches de la diphtérite ». Ils rencontrent ces plaques sur la région vulvaire, mais ne signalent pas de faits semblables dans la gorge.

Grisolle (2) signale que les plaques qui surviennent sur la muqueuse buccale et pharyngée, spécialement aux commissures des lèvres, se recouvrent souvent d'une couche diphtérique.

Bazin (3) signale la possibilité de confondre les plaques muqueuses ulcérées de la bouche et de l'isthme du gosier

---

(1) Devasse et Deville. *Archives générales de médecine*, 1845.
(2) Grisolle. Traité de pathologie interne, t. II.
(3) Bazin. Leçons théoriques et cliniques sur la syphilis.

avec une stomatite mercurielle ou une angine diphtérique.

Avec la thèse de Martellière (1) publiée en 1854, l'étude des angines de la syphilis fait un grand pas. Nous trouvons en effet, dans ce remarquable travail inaugural, une description clinique parfaite, à laquelle il n'y a, pour ainsi dire, rien à retrancher ni à ajouter, de l'affection qui nous occupe.

Nous lisons, en effet, dans l'observation III : « Les amygdales forment sous les angles du maxillaire des tumeurs sur lesquelles la pression est indolore ; l'amygdale droite a le volume d'un petit œuf de pigeon et est divisée en haut par un sillon profond, dans l'anfractuosité duquel est déposée une couche pseudo-membraneuse épaisse, d'un blanc grisâtre, très adhérente par sa face profonde. Quand on essaie d'en enlever quelque partie avec une spatule, on provoque un léger écoulement sanguin. A la partie antérieure de l'amygdale et en bas, il existe des plaques pseudo-membraneuses de même nature, arrondies, d'une ligne de diamètre. La matière qui les forme paraît encadrée dans l'épaisseur de la muqueuse, et ne fait aucune saillie au-dessus d'elle. On aperçoit des taches semblables disséminées sur l'amygdale gauche. »

M. le Pr Fournier (2) décrit, dans ses leçons cliniques, l'exsudat pseudo-membraneux que l'on rencontre parfois à la surface du chancre infectant du col de l'utérus et sur les syphilides secondaires de la vulve (plaques porcela-

---

(1) MARTELLIÈRE. *Thèse*, Paris, 1854.

(2) FOURNIER. Leçons cliniques sur la syphilis chez la femme.

niques). Sous l'influence de sa haute autorité, grâce à la série de ses travaux, et à ceux de ses élèves qui se forment à ses côtés, l'étude de la syphilis entre dans une nouvelle période ; et, aux louables efforts si méritoires et si intéressants des auteurs cités, nous voyons succéder des études définitives, où la clinique s'appuie sur l'examen histologique et sur les recherches de la bactériologie.

M. le Pr Cornil étudie la fausse membrane de l'angine diphtéroïde de la syphilis, et la trouve de tous points semblable à celle de la diphtérie vraie. Il y rencontre le même état rameux des cellules épithéliales, les mêmes fibrilles qui en émanent, laissant entre les mailles formées par leur intrication de petites cavités contenant des cellules lymphatiques. Il n'est pas jusqu'aux grosses cellules épidermiques globuleuses dont le protoplasma colloïde fixe le picro-carmin (cellules de Bolderew) qu'on n'y puisse rencontrer.

L'assimilation histologique est donc complète entre les fausses membranes de la syphilis et celles de la diphtérie, comme l'aspect objectif est analogue ; c'est dans l'évolution clinique et dans la bactériologie que nous allons voir les auteurs contemporains chercher la solution du diagnostic différentiel.

Mauriac (1), dans ses leçons sur les maladies vénériennes, insiste sur les pharyngopathies syphilitiques, et sur les fausses membranes diphtéroïdes qui peuvent les recouvrir. Ces fausses membranes se verraient surtout sur les amygdales et les deux piliers. Le pharynx jouirait d'une

(1) MAURIAC. Leçons sur les maladies vénériennes, 1883.

immunité presque absolue : ce qui serait dû à ce que cet organe est dépourvu de papilles et que la plaque muqueuse est essentiellement une lésion des papilles.

Il y a des exceptions, mais ce fait important doit être retenu, car il permet, dans bien des cas, de préjuger de la nature d'une angine pseudo-membraneuse. Les piliers postérieurs sont, dit-il, les colonnes d'Hercule des pharyngopathies syphilitiques.

Barthélemy et Balzer (1) décrivent la syphilis diphtéroïde.

Hauttement (2), dans sa thèse, fait une excellente revue de la question. Nous lui emprunterons d'intéressantes observations.

Mais voici que, en dehors des syphiligraphes, des médecins s'intéressent à cette modalité de la syphilis : Legendre (3) et Pivaudran (4) étudient le chancre diphtéroïde de l'amygdale. M. A. Robin (5) fait sur un cas d'angine pseudo-membraneuse de la syphilis une leçon clinique, puis en publie trois nouvelles observations avec son élève Deguéret (6), et fait ressortir l'intérêt de la question.

« Cette variété de plaques muqueuses, dit-il, a toujours été considérée comme exceptionnelle, et n'occupe certai-

(1) Barthélemy et Balzer. Article Syphilis du *Dictionnaire de médecine et de chirurgie pratiques*.

(2) Hauttement. *Thèse*, Paris, 1888.

(3) Legendre. *Archives générales de médecine*, 1884.

(4) Pivaudran. *Thèse*, Paris, 1884.

(5) Robin. Leçons de clinique et de thérapeutique médicales.

(6) Robin et Deguéret. *Gazette médicale de Paris*, 1891.

nement pas dans les descriptions la place à laquelle elle a droit ; elle est à peine mentionnée dans la plupart des traités classiques, et toujours citée comme une modalité rare et une curiosité pathologique.

« Sans exagérer son importance, nous estimons qu'elle a droit de cité dans les traités de syphiligraphie, et qu'elle mérite d'y figurer avec une appellation spéciale, au même titre que les manifestations de la période secondaire. De même que l'on décrit des variétés : érythémateuse, papuleuse, acnéiforme, etc., sur la peau ; des variétés : papuleuse, érosive, opaline, ulcéreuse, sur les muqueuses ; de même on devrait fixer l'attention sur la forme diphtéroïde et lui consacrer un chapitre. »

Ce désir, exprimé par Robin, semble avoir trouvé un écho. Il publiait ses observations en 1891, et l'année suivante, Bourges (1) consacrait aux angines diphtéroïdes de la syphilis une importante leçon faite dans le service de son maître le P[r] Fournier.

« C'est, dit-il, dans les trois premiers mois de la période secondaire, tout au plus dans le cinquième ou le sixième ; dans la seule observation de Robin et de Deguéret (observation II), au bout de deux ans, qu'apparaissent les syphilides pseudo-membraneuses secondaires de la gorge.

« Le début de l'angine est brusque, marqué par une douleur vive, beaucoup plus vive que n'en provoquent généralement les plaques muqueuses de la gorge.

« Dans certains cas on avait pu constater quelques jours

(1) Bourges. *Gazette hebdomadaire de médecine et de chirurgie*, 1892.

auparavant la présence de syphilides érosives ou opalines à la surface des amygdales. Cependant ces lésions ne précèdent pas fatalement les fausses membranes, qui se montrent d'emblée dans la plupart des cas.

« La fièvre, l'anorexie, la pâleur du visage, la lassitude peuvent être marquées, mais la durée de ce mauvais état général est le plus souvent éphémère et cède au repos. La douleur est généralement vive, tantôt brusque comme dans les angines les plus violentes, tantôt progressive, n'acquérant toute son intensité qu'en quelques jours...

« Nous avons signalé la fétidité de l'haleine très fréquente dans le chancre amygdalien ; elle paraît manquer dans la plupart des cas d'angines diphtéroïdes de la période secondaire de la syphilis, bien que Mauriac ait noté dans une observation ce symptôme accompagné d'un goût infect dans la bouche.

« L'état de la gorge mérite une description détaillée.

« La fausse membrane se limite assez rarement à une amygdale, plus souvent au deux ; mais elle peut envahir les piliers antérieurs ou postérieurs, le voile du palais, la luette, couvrir toute l'arrière-gorge, et même, exceptionnellement, s'étendre jusqu'au pharynx, comme l'ont signalé Martellière, Mauriac et Robin. Elle peut aussi envahir la voûte palatine. En même temps qu'on constate le siège de l'exsudat diphtéroïde, on ne peut s'empêcher d'être frappé du volume anormal des amygdales. Elles sont toujours hypertrophiées, parfois à tel point qu'il y a gêne mécanique de la respiration et de la déglutition.

« Si l'on étudie les caractères de la fausse membrane, on voit qu'elle est rarement d'un blanc mat (papule porcelanique de Fournier) ; plus souvent elle a un aspect blanc grisâtre, parfois un peu jaunâtre, absolument analogue à celui d'une plaque de diphtérie. Dans d'autres cas, elle présente une couleur foncée, noirâtre. La surface libre est lisse et unie, sa face profonde extrêmement adhérente à la muqueuse sous-jacente. Il faut frotter avec énergie pour la détacher par petits lambeaux ; la muqueuse sous-jacente saigne, et il reste une petite érosion, parfois une ulcération. Quelles que soient les dimensions de la fausse membrane enlevée, elle ne se dissout pas dans l'eau, caractère qui la distingue absolument d'un enduit pultacé...

« L'induration très marquée des amygdales se rencontre encore dans cette variété de syphilides, et, en introduisant le doigt dans la gorge, on peut s'assurer qu'elle est aussi marquée que lorsqu'il s'agit d'un chancre infectant.

« L'engorgement ganglionnaire peut être assez marqué pour déformer la région sous-maxillaire. L'adénopathie est généralement bilatérale, elle affecte de préférence les ganglions auxquels M. le P^r^ Fournier donne le nom de péripharyngiens, situés sur les côtés du pharynx, au-devant du muscle sterno-cléido-mastoïdien. Cependant, dans certains cas, les ganglions sous-maxillaires et parotidiens sont seuls atteints. Les ganglions hypertrophiés sont plus ou moins nombreux, mobiles, assez durs, tantôt indolents, tantôt sensibles à la pression, d'un volume variable pouvant atteindre celui d'un œuf de pigeon... On n'a pas noté la suppuration de ces adénopathies. »

La bactériologie allait-elle déceler un agent spécifique de la fausse membrane diphtéroïde de la syphilis, caractérisant cette forme clinique particulière, permettant d'en faire à coup sûr le diagnostic sous le champ du microscope ou dans le laboratoire ?

Cette fausse membrane était-elle subordonnée à la présence constante d'un microbe toujours identique : tel le Lœffler dans la diphtérie, le streptocoque dans l'angine scarlatineuse ?

Des recherches précises et laborieuses furent instituées : Bourges trouve une fois le streptocoque pyogène ; Boulloche (1) des streptocoques, des cocci et un microbe ayant tous les caractères du bacille de Lœffler, mais qui s'en distingue par ce fait qu'il ne produit pas de fausse membrane chez le cobaye.

Bourges et Hudelo (2) publient en 1894 de nouvelles recherches : les quatre cas qu'ils ont étudiés leur ont fourni les espèces pathogènes les plus différentes. Ils ont rencontré, en effet, le bacterium coli commune, le plus banal des microbes de la flore intestinale ; une fois, une espèce non moins fréquente, le staphylococcus aureus ; une fois, le streptococcus pyogenes associé au staphylococcus aureus et à l'albus.

Battier (3), dans sa thèse, cite un examen personnel: il aurait rencontré le staphylococcus aureus et l'albus.

Pour compléter cette diversité des agents infectieux rencontrés dans l'angine syphilitique, citons l'intéressante observation de Teissier (4) qui étudie, dans le service

(1) Boulloche. Les angines à fausses membranes.
(2) Bourges et Hudelo. *Société de biologie*, janvier 1894.
(3) Battier. *Thèse*, Paris, 1897.
(4) Teissier. *Archives de médecine expérimentale*, 1895.

d'accouchement de la Charité, une malade enceinte de six mois, syphilitique, présentant une angine pseudo-membraneuse. Les fauses membranes, offrant toute la caractéristique histologique des membranes diphtériques, contenaient exclusivement des cellules arrondies à double contour, que les cultures démontrèrent être la forme levure du muguet. Il n'existait pas de trace de mycélium.

Bosquier (1) a rencontré chez un petit malade qui présenta, en plus d'une angine diphtéroïde, des symptômes laryngés syphilitiques simulant le croup : des streptocoques, des sarcines et du coccus Brisou.

Cet aperçu historique légitime la proposition émise au début de ce chapitre : malgré tous les progrès réalisés, malgré le secours si important de la bactériologie, il existe des angines à fausses membranes dues aux agents les plus divers et c'est dans la clinique que nous devons rechercher les moyens de les différencier.

---

(1) Bosquier. *Journal des sciences médicales de Lille*, 1897.

## CHAPITRE II

### DESCRIPTION DE LA MALADIE

Dans les observations relatées dans les travaux que nous avons passés en revue, nous voyons le plus souvent l'angine syphilitique pseudo-membraneuse se manifester chez des malades qui présentent d'autres stigmates de l'affection, ou qui sont déjà en cours de traitement.

Si, dans ces cas, le diagnostic est difficile, et sujet à l'erreur, la présence d'autres accidents, l'aveu d'une infection dûment reconnue et traitée, conduit un esprit averti à songer à cette forme spéciale des accidents secondaires gutturaux.

Il n'en est pas toujours ainsi, et parfois, comme dans les deux observations originales que nous relatons, l'angine pseudo-membraneuse est la première manifestation bruyante de l'infection syphilitique : le chancre ayant été méconnu et les malades ignorant qu'ils sont infectés ou cherchant même à le dissimuler. Dans ces cas, il est facile de le comprendre, la difficulté du diagnostic est portée à son maximum : et, cependant, nous le verrons, certains détails de l'allure clinique de l'affection doivent faire songer à la syphilis et permettre de la dépister.

L'angine qui nous occupe débute le plus souvent dans

les deux ou trois premiers mois de l'infection syphilitique ; quelquefois cependant beaucoup plus tardivement : Mauriac nous a rapporté, en effet, une observation où cette manifestation se présenta des années après le chancre infectant.

Le plus souvent, après un refroidissement, racontent les malades qui viennent consulter, une angine s'est déclarée. La douleur à la déglutition est vive, mais l'a surtout été les premiers jours ; l'alimentation est entravée. Le patient accuse une sensation de chaleur, d'ardeur douloureuse dans la gorge, qu'il localise aux amygdales ; ces douleurs sont, le plus souvent, bilatérales, avec des irradiations pénibles du côté des oreilles. Souvent, en outre de ces phénomènes douloureux, le malade a présenté quelques bourdonnements et une surdité légère, comme chaque fois qu'une inflammation gutturale se propage au pharynx nasal et aux bourrelets tubaires. En dehors des mouvements actifs, qui sont très pénibles, il n'y a pas ces élancements atroces, cette douleur gravative avec pulsations, que les malades éprouvent quand il se prépare une collection purulente de l'amygdale. Le moindre mouvement de déglutition réveille la douleur : les liquides passent plus difficilement encore que les solides, parfois même, disent les patients, ils sortent par le nez, comme s'il y avait une parésie du voile.

La salive provoque, à chaque passage, un effort pénible ; cela ne va pas, cependant, jusqu'à l'empêchement total que l'on voit dans certaines angines où le malade renonce à déglutir sa salive qui coule le long des commissures des lèvres.

Rarement il y a eu un frisson violent au début de l'angine, à l'encontre de ce qui se voit dans la plupart des infections graves de l'amygdale. Le malade ne se souvient pas avoir eu une véritable fièvre ; mais, dès le début de cette dysphagie qui le conduit à consulter, il se sent las, abattu ; il a des lourdeurs de tête qui, non seulement l'incommodent le jour, mais se poursuivent encore la nuit, entraînant de l'insomnie. Ce n'est pas une migraine violente, mais une sensation pénible plus que douloureuse. Le patient a souvent ressenti de vagues douleurs articulaires, un sentiment de courbature générale ; il est, pour employer une expression populaire : « malaise ».

Quand cette dysphagie s'est établie, le plus souvent progressivement, en quelques jours, il a espéré que ce serait une angine comme celles qu'il a vues autour de lui, ou comme celles qu'il a présentées lui-même. Cependant, malgré les gargarismes antiseptiques, la douleur subsiste : voici déjà une, deux, trois semaines que l'état reste le même : il sent que ce n'est pas un mal de gorge ordinaire et vient consulter.

Cette longue durée de la dysphagie, que le malade signale, est un trait saillant de toute première importance ; nous le verrons à propos du diagnostic, retenons-le dès maintenant. Il vient consulter, moins parce qu'il souffre beaucoup, bien que les douleurs soient vives, que parce qu'il souffre depuis longtemps.

Son aspect est celui d'un malade fatigué par une dysphagie prolongée ; il est pâle, inquiet, tourmenté à chaque déglutition par une douleur qu'enregistre une contraction de son visage. La voix est nasonnée, parfois aussi légèrement enrouée. Les troubles respiratoires appartiennent à des cas exceptionnels dont nous citons plus loin un exemple : nous décrivons ici un type moyen.

L'examen de la gorge montre l'aspect suivant : les deux amygdales sont très tuméfiées, augmentées de volume, parfois au point de venir au contact : tout l'isthme guttural est rouge, d'une rougeur érythémateuse, ou, pour mieux dire, l'expression est fort juste et comporte, dans le cas actuel, la valeur d'un adjectif qualificatif « vermillon » (Benoist). L'haleine n'est pas fétide : c'est là un point très important qu'il convient de retenir, avec celui que nous avons signalé tout à l'heure ; la durée de la dysphagie. La langue n'est pas saburrale, contrairement à ce que l'on voit dans beaucoup d'angines aiguës, où l'état gastrique marche de pair avec l'état de la gorge, si tant est qu'il ne le commande pas.

Sur ces amygdales congestionnées, volumineuses, se voient des plaques blanches, généralement d'un blanc sale, grisâtres ou tirant sur le jaune. Ces plaques siègent sur l'amygdale seule ou peuvent empiéter sur les piliers, qui sont aussi rouges et enflammés. Quand les plaques blanches envahissent l'isthme de la gorge, c'est surtout sur les piliers antérieurs qu'on les rencontre, plus rarement sur la luette et sur les piliers postérieurs. C'est d'une façon tout à fait exceptionnelle qu'elles envahissent la paroi postérieure du pharynx. Certains auteurs ont vu ces fausses membranes s'étendre en avant jusque sur le palais osseux.

Souvent, ces plaques de l'amygdale sont confluentes, et toute la glande, augmentée de volume, saillante entre les piliers, est recouverte comme d'un placard unique.

L'aspect, surtout quand la luette est aussi recouverte, est, à l'œil, celui de la fausse membrane diphtérique.

Ces fausses membranes sont tantôt légèrement saillantes sur la muqueuse qu'elles recouvrent, tantôt, au niveau de l'amygdale surtout, légèrement enchatonnées et bordées par un liséré rouge de tissu enflammé. Si, à l'aide d'un stylet, on cherche à se rendre compte de leur adhérence aux parties sous-jacentes, on constate les faits suivants : ces plaques blanches ne sont pas constituées par un exsudat crémeux se détachant facilement, localisé aux cryptes et de là recouvrant l'amygdale, comme dans l'amygdalite lacunaire classique ; mais bien par une fausse membrane qui tient aux plans sous-jacents. Cette adhérence est même plus marquée que dans la diphtérie, et exige un effort très pénible au malade pour être vaincue. La pince ou le stylet n'enlèvent que d'insignifiantes parcelles qui laissent voir une surface saignante et comme légèrement ulcérée. La muqueuse n'est pas saine, en effet, sous ces fausses membranes et l'ulcération sur laquelle elles reposent peut parfois être assez profonde. La constance d'une ulcération sous la fausse membrane est très caractéristique de l'angine syphilitique.

Tandis que l'enduit pultacé de l'angine lacunaire se désagrège dans l'eau, la fausse membrane de l'angine secondaire syphilitique, comme celle de la diphtérie, résiste à cette épreuve.

Dans certains cas, cependant, Martellière et Robin l'ont signalé, l'aspect de l'exsudat est bien celui d'une fausse membrane, mais n'en a pas la consistance et rappelle, par son manque de cohésion, un enduit pultacé. Mais, contrairement à ce que l'on voit dans l'angine pultacée vraie, sous cet exsudat se voit toujours une ulcération légèrement saignante et sanieuse, que nous avons décrite.

Avec Haultement, nous croyons que ce n'est pas là une forme particulière de l'angine secondaire spécifique : il s'agit purement et simplement du mode de disparition de la fausse membrane, comme il l'avait noté dans deux de ses observations et comme nous l'avons rencontré dans l'une de celles que nous publions.

Si l'on pratique le toucher de l'amygdale, on constate, dans la majorité des cas, qu'elle est indurée : autant presque que s'il s'agissait d'un chancre infectant.

En présence de cet aspect de la gorge, l'idée de diphtérie vient à l'esprit et l'on est conduit logiquement à rechercher la réaction ganglionnaire. A l'encontre de ce que l'on voit, en général, dans le secondarisme bucco-pharyngé, cette réaction est ici très accusée, souvent au point de déformer la région sous-maxillaire. On sent d'abord, sous le doigt, l'amygdale volumineuse, indurée et douloureuse au toucher. L'adénopathie, presque toujours bilatérale, est très accusée. Les ganglions décrits par le Pr Fournier sous le nom de « péripharyngés » sont, le plus souvent, pris : ils sont situés sur les parties latérales du pharynx, au-devant du sterno-cléido-mastoïdien. Souvent aussi, les ganglions sous-maxillaires et parotidiens sont engorgés. Les ganglions sont indurés, douloureux, sans empâtement du tissu conjonctif périganglionnaire. Jamais leur volume n'atteint celui que l'on voit dans les diphtéries graves toxiques, et n'entraîne la déformation caractéristique du « cou proconsulaire » (de Saint-Germain).

Jamais non plus on ne note la suppuration de ces ganglions.

Parfois, l'examen soigneux de la bouche du malade permet de voir des plaques muqueuses des commissures des lèvres ou de la langue : et cette dernière constatation vient singulièrement faciliter le diagnostic.

Parfois, c'est le malade lui-même qui attire l'attention sur une éruption qui, dit-il, a précédé ou accompagné l'apparition de l'angine, et lui a fait craindre une fièvre éruptive : cette éruption, qui présente toutes les allures d'une belle roséole, peut ouvrir les yeux du clinicien et lui permettre de songer à l'origine véritable de l'affection.

Dans d'autres cas, au contraire, comme nous l'avons dit, les fausses membranes recouvrent les premières plaques muqueuses qui sont l'entrée en scène du secondarisme ; c'est alors l'allure clinique de l'angine pseudo-membraneuse qui doit conduire le médecin à une minutieuse enquête qui lui apprendra que, quelques semaines auparavant, le malade a eu une petite écorchure de la verge, qu'il a prise pour de l'herpès, et pour un herpès léger, car il en a été fort peu incommodé. Ce bouton d'herpès a laissé après lui une induration parcheminée caractéristique que le médecin retrouve, et aussi une pléiade ganglionnaire avec « un préfet de l'aine » révélateur. C'était là le chancre initial, si souvent méconnu, qui viendra confirmer le diagnostic de l'affection pseudo-membraneuse.

Jamais on ne rencontre ni albuminurie, ni ces paralysies caractéristiques de la diphtérie.

Au point de vue bactériologique, nous avons vu, dans l'historique, la diversité des espèces rencontrées.

# CHAPITRE III

## OBSERVATIONS

### Observation I

*Syphilis constitutionnelle; ulcérations des amygdales, érythème et coloration grise de la muqueuse; récidive de l'angine avec plaques d'aspect diphtéritique (IIIe observation de la thèse de* Martellière).

F... (Victorine), âgée de 18 ans, entrée le 13 février 1851, salle Saint-Ferdinand, n° 7, (hôpital de Lourcine).

Tempérament lymphatique; réglée à 15 ans et toujours bien ; leucorrhée habituelle depuis dix-huit mois.

La malade s'est aperçue d'abord d'ulcérations à l'anus, il s'en est établi ensuite aux grandes lèvres.

La petite lèvre droite est le siège d'un œdème considérable ; à sa surface interne, chancre en voie de cicatrisation sur ses bords, reposant sur un empâtement très étendu qui n'a pas les caractères de l'induration spécifique. A la face interne de la grande lèvre gauche, ulcération large dont le fond granuleux atteint la surface de la peau ; plaques muqueuses nombreuses autour de l'anus ; quelques-unes présentent des ulcérations allongées, d'autres sont seulement excoriées à leur surface, ou couvertes de croûtes ambrées.

Engorgement ganglionnaire inguinal considérable et peu douloureux.

Deux plaques muqueuses à la lèvre inférieure ; les amygdales sont tuméfiées ; on y trouve des ulcérations arrondies, à bords taillés à pic, déchiquetés, à fond grisâtre ; rougeur diffuse de la muqueuse de l'isthme ; engorgement des ganglions cervicaux postérieurs et supérieurs, psoriasis palmaire étendu. Cautérisation des ulcérations de la vulve avec le nitrate d'argent ; une cuillerée à bouche de liqueur de Van Swieten.

*Le 25 février.* — Les ulcérations de la vulve se rétrécissent, l'œdème a diminué.

*Le 4 mars.* — Leur cicatrisation est complète ; les plaques muqueuses de la lèvre ne sont plus indiquées que par une tache grise.

Les amygdales sont toujours volumineuses ; la rougeur de la gorge, au lieu d'être diffuse, se termine nettement sur les limites des piliers antérieurs ; les ulcérations sont moins profondes, leur fond est encore gris ou jaune sale.

*Le 11.* — L'induration et l'œdème de la vulve ont disparu ainsi que les plaques muqueuses. Les ulcérations des amygdales sont entièrement cicatrisées. Celles-ci présentent une teinte grise disséminée par places sur le fond rouge de leur muqueuse.

*Le 18.* — Les plaques muqueuses de la lèvre inférieure sont complètement effacées. Sur les piliers et les amygdales, qui sont toujours le siège de la même rougeur, apparaissent quelques taches grises, bien circonscrites, sans élevures. Cautérisation de la gorge avec le crayon de nitrate d'argent.

*Le* 25. — Les amygdales et les piliers présentent seuls une rougeur assez intense à laquelle ne participe pas le voile du palais ; le volume des amygdales est un peu moindre et leur surface est parsemée d'anfractuosités non ulcérées. Cautérisations renouvelées le 1er avril, le 15, le 21 et le 28. Dans l'intervalle des cautérisations, les amygdales inégales et lobulées à leur surface interne, conservent toujours une teinte gris pâle.

*Le* 6 *mai.* — Elles ont perdu leur volume et leur teinte grise. La malade, qui a continué à prendre la liqueur de Van Swieten, obtient sa sortie le 15.

Elle se présente à la consultation de l'hôpital le 29. Le 28, elle s'est exposée au froid, et, immédiatement après, a commencé à ressentir des douleurs, rendues plus vives par les efforts de voix et les mouvements de déglutition.

Les amygdales forment, sous les angles du maxillaire, des tumeurs, dont la pression est indolente ; l'amygdale droite a le volume d'un petit œuf de pigeon. Rougeur peu intense de sa muqueuse ; elle est divisée en haut par un sillon profond dans l'anfractuosité duquel est déposée une couche pseudo-membraneuse épaisse, d'un blanc grisâtre, très adhérente par sa face profonde. Quand on essaye d'en enlever quelque partie avec une spatule, on provoque un léger écoulement sanguin. Cette couche pseudo-membraneuse s'amincit un peu sur ses bords. En avant, elle est moins uniformément grise et on voit quelques traces de pointillé rouge dans son épaisseur, mais elle se sépare de la muqueuse saine par une ligne très nette. A la partie antérieure de l'amygdale et en bas, il existe des plaques pseudo-membraneuses de même nature, arrondies, d'une ligne de diamètre. La matière qui les forme paraît encadrée dans l'épaisseur de la muqueuse et ne forme aucune saillie au-dessus d'elle ; on aperçoit quelques taches semblables disséminées sur l'amygdale gauche qui dépasse à peine les piliers et est déprimée à son centre.

La production membraneuse est partout continue dans les parties où elle s'est déposée ; on ne voit point à sa surface d'ouverture de follicules ; on en remarque seulement quelques-unes sur les portions de muqueuse restées saines. Gargarisme émollient ; une cuillerée de liqueur de Van Swieten.

*Le* 5 *juin.* — L'amygdale droite a beaucoup diminué de volume et perdu toute rougeur. Au fond de son anfractuosité, on voit encore une légère teinte grise qui se perd sur les bords de cette scissure ; il n'y a plus qu'une plaque grise très étroite et très adhérente sur la partie antérieure de l'amygdale gauche.

*Le* 12. — L'amygdale droite est peu saillante, lisse, rosée. A la partie la plus reculée de la tonsille gauche, on voit une couche grise, semblable aux précédentes, à bords bien nets, enchâssée comme elle dans la muqueuse ; sur la paroi postérieure du pharynx quelques saillies papuleuses disséminées ; les plus considérables sont amincies et présentent à leur surface quelques points gris entièrement semblables aux larges plaques précédemment décrites. Les autres sont parsemées d'un pointillé blanchâtre analogue. Cautérisation de la muqueuse avec le nitrate d'argent.

La malade ne se représente plus à la consultation.

## Observation II

Ch. Mauriac. — *Leçons sur les maladies vénériennes*, en note, p. 622.

Un jeune homme très bien portant contracta un chancre infectant des organes génitaux, qui apparut vers le commencement de février 1882 et guérit sans laisser de cicatrice. Les premières manifestations survenues cinq ou six semaines après, furent remarquables par leur localisation exclusive sur l'isthme. La peau a été dès le début et est toujours restée nette.

Les piliers, le voile, les amygdales furent tout d'abord couverts de plaques opalines confluentes, qui persistèrent malgré les cautérisations et un traitement mercuriel énergique. Au bout de deux mois, quelques-unes de ces plaques deviennent érosives, diphtéroïdes et douloureuses.

Bien que la santé générale fut excellente, cette pharyngopathie s'aggrava progressivement, et, vers les premiers jours de mai (quatrième mois de la syphilis), elle était manifestement ulcéreuse sur plusieurs points. Déglutition extrêmement douloureuse ; impossibilité d'avaler d'autres aliments que des potages ou des substances réduites en bouillie. — Déchiquetures des piliers et des bords du voile. Rougeur, tuméfaction, érosion des amygdales. — Sur toutes ces parties, concrétions opalines ou diphtéroïdes.

La langue, vers son tiers postérieur, s'ulcéra profondément dans le sens transversal, ce qui apporta un trouble encore plus considérable aux fonctions de la déglutition.

Elle était creusée d'un fossé déchiqueté, tortueux, à bords taillés à pic, qui s'étendait d'un côté à l'autre.

Traitement mixte, applications topiques ; bonne hygiène : — rien ne fut négligé pour guérir promptement cette pharyngopathie qui resta, pendant trois mois, réfractaire à tous les moyens thérapeutiques dirigés contre elle. Chose curieuse, elle fut pendant tout ce laps de temps la seule manifestation syphilitique.

Elle s'est toujours accompagnée de douleurs de plus en plus vives qui ont donné, pour ainsi dire, la mesure exacte de son aggravation.

Guérison à la fin de juin.

## Observation III

Ch. Mauriac. — *Leçons sur les maladies vénériennes,* en note p. 624.

L'immunité du pharynx vis-à-vis de la plaque muqueuse provient sans doute de ce que cet organe est à peu près dépourvu de papilles. L'isthme du gosier est donc une barrière pour les syphilides superficielles et ses piliers en sont comme les colonnes d'Hercule. J'ai cependant observé un cas incontestable de plaques muqueuses siégeant sur la paroi postérieure du pharynx. En voici le résumé :

Le malade avait contracté un chancre infectant quatre mois avant l'époque où je lui donnai des soins.

Au moment où je l'examinai pour la première fois, il avait :

1° De petites plaques confluentes à base indurée sur la muqueuse préputiale ;

2° Sur la face externe du bord libre des lèvres, de grandes plaques muqueuses également confluentes, dont les unes étaient arrondies, les autres de forme ovalaire allongée, se bifurquant aux commissures, etc., etc... Elles étaient recouvertes d'une pseudo-membrane d'un blanc grisâtre, mince au centre, épaisse à la circonférence, où elle se renflait en bourrelet, ce qui donnait à la lésion l'aspect cupuliforme. Sur quelques-unes, la production caséeuse présentait un centre qui était rouge, ecchymotique, saignant et finement grenu. Mêmes lésions sur les bords de la langue ;

3° Sur la paroi postérieure du pharynx, on voyait une véritable mosaïque constituée par une multitude de petites plaques opalines, grises, très minces, semi-transparentes, sans plaques d'érosions, peu saillantes au-dessus de la muqueuse, irrégulièrement arrondies, séparées par les lignes rouges sombres que dessinait entre leurs interstices la muqueuse sous-jacente.

Ce ne sont habituellement que les parois latérales du pharynx, derrière le pilier postérieur et au niveau de la trompe d'Eustache, qui sont envahies par les plaques muqueuses.

Jusqu'où peuvent-elles monter dans le conduit auditif interne ?

Nous l'ignorons. Toujours est-il que c'est à elles, à l'hyperhémie, à la tuméfaction qui les accompagne, qu'il faut rapporter les troubles fonctionnels de l'audition pendant la période secondaire, tels que sifflements, bourdonnements continus ou intermittents, élancements douloureux du pharynx à l'oreille, et enfin surdité ou dureté de l'ouïe.

Cette surdité est ordinairement transitoire ; mais je l'ai vue quelquefois persister.

Est-ce que l'oreille interne serait attaquée en pareil cas ?

## Observation IV

A. Robin. — *Leçons de clinique et de thérapeutique médicales. XVII^e leçon* (Résumé).

La malade, une jeune fille, se présente à la consultation de la Pitié, le 27 août, se plaignant d'avoir de la fièvre, une anorexie absolue, et mal à la gorge depuis cinq à six jours. Elle avait le visage d'une extrême pâleur, la voix entrecoupée et nasonnée, le pouls fréquent et petit, et malgré la fièvre, malgré la température ambiante élevée, les parties découvertes étaient presque froides. Les ganglions sous-maxillaires et parotidiens étaient douloureux et engorgés, au point de déformer la région.

A l'inspection du pharynx, on trouve les deux amygdales, la luette, une partie du voile du palais recouvertes d'un exsudat blanc grisâtre, d'aspect cohérent, ressemblant absolument à la couenne diphtéritique. En présence de ces fausses membranes et de l'état général, M. Juhel-Rénoy diagnostiqua une angine diphtérique et fit isoler la malade.

Le lendemain, à sa visite, M. Robin la trouva dans

l'état suivant : la fièvre était tombée, et bien que la voix fut toujours faible et nasonnée, bien que le visage conservât sa pâleur, et que les ganglions fissent une saillie appréciable à l'œil, l'état général avait perdu son caractère de gravité.

On remarquait, sur la face antérieure de l'amygdale droite, une plaque d'un blanc grisâtre s'étendant jusque sur le pilier antérieur ; l'amygdale gauche était entièrement tapissée par une fausse membrane grisâtre, épaisse et paraissant cohérente ; du même côté, l'arcade qui sépare la luette de l'amygdale était recouverte d'une plaque assez étendue pour entourer la luette, qu'elle enchâssait à moitié. Sur le voile du palais, s'étendant jusque sur l'os palatin, une plaque ovalaire, de la grandeur d'une pièce de vingt centimes, séparée des précédentes par un intervalle de deux millimètres environ, et formé d'une pellicule membraneuse assez mince pour qu'il fut possible de voir qu'au dessous d'elle, la muqueuse était exulcérée. Elle semblait d'origine plus récente que les autres ; du moins, M. Juhel-Rénoy ne se rappelait pas l'avoir vue la veille. — Toutes ces plaques, sauf celle du palais, étaient réunies entre elles par des tractus opalins ; leurs bords étaient réguliers, légèrement surélevés sur les parties voisines qui avaient pris une teinte rose plus foncée. L'aspect des plaques était net tement diphtéritique ; mais si l'enduit qui tapissait le gosier présentait à l'œil la couleur, la cohérence, l'épaisseur d'une membrane diphtéritique, en le touchant avec le doigt ou avec un pinceau, on s'apercevait que cette apparence était vaine et qu'il se détachait facilement sous forme de petits grumeaux, à la manière des enduits pultacés.

On trouvait, au niveau du triangle sus-claviculaire gauche, une belle papule cuivrée. Sur le thorax et l'abdomen de nombreuses macules rougeâtres ; au niveau de la région vulvaire, un grand foyer de plaques cutanéo-muqueuses, d'aspect condylomateux. Pléiade ganglionnaire bi-inguinale.

La malade, interrogée, affirma n'avoir eu qu'un seul rapport sexuel, et se rappelait la date, 15 avril. Le premier août, en sortant du bain, elle s'aperçut qu'elle avait la peau comme marbrée ; huit à dix jours plus tard, elle remarque qu'elle a des boutons aux parties génitales, des croûtes dans la tête et qu'elle perd ses cheveux. Le mal de gorge ne survint que cinq à six jours avant son entrée à l'hôpital.

Les syphilides gutturales et vulvaires se modifièrent rapidement sous l'influence du traitement hydrargirique interne et de quelques badigeonnages avec une solution de nitrate d'argent à 2 pour 100.

## Observation V

A. Robin et Deguéret. — *Sur l'angine diphtéroïde de la syphilis secondaire.* (*Gazette médicale de Paris*, 18 juillet 1891. — Observation I).

La nommée Louise G..., 18 ans, mécanicienne, entre à la Pitié le 23 février 1891, salle Grisolle, n° 30.

Cette femme, très puissante, rousse, obèse et lymphatique, se présente avec une éruption généralisée dont elle a vu apparaître les premiers éléments il y a environ quinze jours. Elle éprouve des démangeaisons la nuit.

A première vue, on est frappé du polymorphisme des lésions. Il existe un assemblage complexe d'excoriations de grattage, de papules et vésico-pustules.

Les démangeaisons, le polymorphisme, la prédominance des lésions aux commissures des doigts et des orteils, aux seins, enfin la constatation de quelques sillons imposent le diagnostic de gale.

A côté de l'éruption de gale, et en partie greffées sur elles, il existe une roséole syphilitique et des papules disséminées à la surface du tronc et des cuisses. Les lésions de l'acare ont été modifiées sur ce terrain syphilitique ; les excoriations ont une teinte rouge cuivrée typique ; les vésico-pustules sont entourées d'une auréole de même coloration. Enfin, on constate des plaques muqueuses papulo-hypertrophiques au pli interfessier et à la marge de l'anus. Plaques papulo-érosives à la vulve et à la gorge. Pléiade ganglionnaire bi-inguinale. Ganglions à la nuque.

Impossible de découvrir le siège et de préciser la date d'apparition de l'accident primitif.

*Traitement.* — 1° Contre la gale. Pommade au naphtol.

2° Cautérisation des plaques muqueuses avec une solution de nitrate d'argent. Pilules de sublimé.

*Le 3 mars.* — La plupart des éléments de l'éruption de gale ont disparu ; les autres sont en bonne voie d'amélioration.

*Le* 10. — Plaques muqueuses très atténuées.

*Le* 11. — Douleur vive en arrière de la région parotidienne droite, à la partie supérieure du sterno-cléido-mastoïdien. Empâtement à ce niveau. Adénite profonde, rougeur à la gorge. T. 38°.

Application d'onguent napolitain belladoné.

*Le* 13. — Douleur et empâtement moindre. T. 38°.

*Le* 14. — Céphalée intense. Mal de gorge violent. T. 39°,5.

*Examen de la gorge.* — Tuméfaction des amygdales et de la luette. Rougeur vive de la paroi postérieure du pharynx. L'amygdale droite est entièrement recouverte d'une membrane blanchâtre, adhérente et cohérente, simulant de tous points une fausse membrane diphtéritique. Enduit blanchâtre tapissant la moitié droite de la luette. Sur l'amygdale gauche, enduit très mince, opalin, simulant une fausse membrane jeune.

Badigeonnages avec une solution de nitrate d'argent. Gargarisme avec 30 grammes de borate de soude et 0,20 centigrammes de naphtol par litre.

*Le* 15. — T. m. 38°,2. — T. s. 37°,8.

Amygdales en partie détergées. Légère exulcération au-dessous des fausses membranes.

*Le* 16. — T. 37°,5. L'enduit diphtéroïde a disparu. Persistance d'une rougeur diffuse de la gorge ; érosions superficielles en certains points.

*Le* 18. — Tendance continue à l'amélioration. La guérison de l'affection diphtéroïde peut être considérée comme parfaite ; les plaques muqueuses de la gorge ont repris leurs caractères habituels ; la muqueuse n'a pas encore retrouvé son aspect lisse, sa surface est légèrement érodée, mamelonnée au niveau de la luette et de l'amygdale droite.

## Observation VI

A. Robin et Deguéret. — *Sur l'angine diphtéroïde de la syphilis secondaire.* (*Gazette médicale de Paris*, 18 juillet 1891. — Observation II.)

Marie A..., 36 ans, journalière. Entrée le 11 mars 1891, salle Grisolle, n° 46.

Soignée à Saint-Louis, il y a deux ans, par M. Hallopeau, pour une roséole syphilitique. Traitée aux pilules de protoiodure et au sirop de Gibert.

Cette femme entre pour un mal de gorge datant de quinze jours. Douleur et gêne de la déglutition. Pas de fièvre. Sur la face on constate une éruption papuleuse à teinte jambonnée assez confluente, caractéristique. A la surface du corps, deux ou trois papules cuivrées sur les épaules.

*Examen de la gorge.* — Inflammation intense. Rougeur très vive. Amygdales, piliers et luette tapissés d'une membrane blanchâtre formant une nappe continue. Bords festonnés, très nettement dessinés. Liséré rouge circonscrivant les plaques couenneuses. Adhérence très intime des fausses membranes.

La paroi postérieure du pharynx est recouverte en totalité d'un exsudat blanc grisâtre.

Toutes ces parties sont, du reste, sales ou souillées par des débris de tabac à priser.

Pas d'adénite, pas d'empâtement autour de la gorge. Pas d'état fébrile.

*Traitement.* — Pilules de sublimé. Cautérisation au nitrate d'argent. Gargarisme antiseptique (borate de soude et naphtol).

*Le* 19 *mars.* — Amélioration assez peu marquée. La détersion des parties est loin d'être achevée.

*Le* 26. — Les syphilides papuleuses de la face persistent. Sur l'amygdale et le pilier droit quelques débris pseudo-membraneux. Mucosités grisâtres et très visqueuses à la surface de la paroi postérieure du pharynx.

A la place des anciennes plaques diphtéroïdes, la muqueuse offre une surface inégale, tomenteuse, déchiquetée.

*Le* 31. — Éruption de la face et angine totalement guéries.

La muqueuse gutturale est encore légèrement excoriée en certains points. Mais ce retour à l'état normal est une question de quelques jours.

2 *avril.* — Exeat.

## Observation VII

A. Robin et Deguéret. — *Sur l'angine diphtéroïde de la syphilis secondaire* (*Gazette médicale de Paris*, 18 juillet 1891. — Observation III).

Léonie P..., 19 ans, couturière. Entrée le 19 décembre 1890, salle Grisolle, n° 2.

Nous n'avons pas assisté au début des accidents syphilitiques de cette malade.

Elle nous raconte qu'entrée à l'hôpital pour chloro-anémie, elle vit apparaître quelques jours après son admission une éruption papuleuse généralisée. On administra de suite le traitement antisyphilitique.

Quelques semaines plus tard, elle se plaignit d'un mal de gorge. Dès lors, on lui fit des badigeonnages avec une solution de nitrate d'argent.

A la fin de février, on lui cautérisait encore ses plaques muqueuses bucco-pharyngées. On n'obtenait pas d'amélioration notable.

*Le 2 mars.* — Elle se plaignit d'une douleur vive et d'une difficulté de la déglutition.

Il s'était fait une poussée de plaques muqueuses diphtéroïdes à la surface des amygdales et des piliers. Les fausses membranes avaient une forme circulaire et étaient entourées d'un liséré très rouge. On en comptait quatre ou cinq indépendantes les unes des autres, ou à peine réunies par de légers tractus de l'exsudat couenneux. L'adhérence était intime.

On prescrivit des cautérisations au crayon de nitrate d'argent et un gargarisme antiseptique.

L'amélioration fut assez lente.

Quinze jours après le début du traitement, tout enduit pseudo-membraneux avait disparu et l'on ne constatait que des plaques muqueuses exulcérées banales de la gorge.

### Observation VIII

Joseph Hauttement. — *Syphilis secondaire; angine à forme diphtéroïde; syphilide linguale papulo-hypertrophique; éruption papuleuse du tégument cutané* (*Thèse*, Paris, 1888. — Obs. VI, p. 34).

G... (Alfred), âgé de dix-huit ans, sellier, entre le

6 mars 1888, à l'hôpital Saint-Louis, salle Saint-Louis, n° 6 (service de M. le Pr Fournier).

A la fin de novembre 1887, quinze jours environ, dit-il, après un coït suspect, il remarque sur la face interne du prépuce une légère éraillure absolument indolente. En même temps il voit se développer une adénite inguinale, constituée par de nombreux ganglions durs, indolents, mais peu volumineux. Il se rend à l'hôpital du Midi, à la consultation de M. le Dr Humbert qui porte le diagnostic de chancre induré, et lui prescrit une pommade en applications sur le chancre et deux pilules par jour. L'ulcération, qui n'est manifestement suppurante que pendant cinq à six jours, se cicatrise complètement au bout de trois semaines environ. Le malade continue néanmoins à prendre régulièrement ses pilules jusqu'au commencement de janvier 1888. Aucun accident ne s'était encore manifesté quand, vers la fin de ce même mois, G..., qui cependant n'a jamais été sujet aux angines, fut pris, après être sorti de son atelier par un froid vif et le cou découvert, de douleurs violentes dans la gorge ; ces douleurs s'exaspéraient par les efforts de voix, par le moindre mouvement de déglutition et se seraient même accompagnées de phénomènes généraux assez marqués, courbature, fièvre, anorexie.

Sous l'influence du repos au lit et de quelques gargarismes, ces accidents ne tardèrent pas à perdre leur acuité première, et le malade put reprendre son travail. Mais la guérison ne fut jamais absolue et de temps à autre les douleurs reprenaient une violence telle qu'il devait se reposer quelques jours. Le 20 février, après s'être de nouveau imprudemment exposé au froid, il ressent dans la gorge des douleurs plus cuisantes que la première fois et s'irradiant jusque dans les oreilles; les ganglions péripharyngés deviennent volumineux et très douloureux. En même temps, le malade voit apparaître une éruption assez discrète de papules cuivrées, occupant surtout la face, le cou et les membres ; il a également de nombreuses croûtes dans les cheveux. Il se rend alors à la clinique de M. le Dr Fauvel, qui, après examen, l'adresse à M. le Pr Fournier.

7 *mars*. — Le malade se plaint de violentes douleurs gutturales s'exagérant par les mouvements de déglutition et s'irradiant alors dans l'oreille gauche ; les liquides, surtout le lait, semblent passer un peu plus facilement que les solides, l'haleine n'est nullement fétide ; pas de mauvais goût dans la bouche.

A l'examen, on trouve les amygdales considérablement tuméfiées, donnant sous le doigt une sensation de dureté notable ; leur surface est entièrement recouverte par une fausse membrane d'un gris blanchâtre, d'aspect absolument analogue à la couenne diphtérique; cette production se continue en avant sur les piliers antérieurs du voile du palais qu'elle recouvre dans une largeur de quatre à six millimètres et dans toute leur hauteur; la luette elle-même est envahie. Partout où il se rencontre, cet exsudat est très adhérent; le frottement, même rude à l'aide du pinceau, manœuvre d'ailleurs à peu près indolente, ne saurait en ramener la moindre parcelle; ses bords sont assez réguliers; sur les piliers et la luette, ils paraissent légèrement surélevés et la muqueuse voisine présente une zone inflammatoire assez étendue. La portion du voile du palais non recouverte par l'exsudat et les piliers postérieurs sont d'un rouge violacé. La paroi postérieure du pharynx se montre sous son aspect normal.

Sur la partie médiane de la langue, en avant du V lingual, papule très saillante d'au moins un centimètre de diamètre. Ganglions péripharyngés volumineux, durs, mobiles, à peu près indolents à la pression, au nombre de trois ou quatre de chaque côté : un plus volumineux que les autres soulève d'une manière très appréciable le bord antérieur du sterno-cléido-mastoïdien droit.

Éruption discrète de papules lenticulaires disséminées sur la face, la partie postérieure du cou et du tronc, les membres ; nombreuses croûtes dans les cheveux ; deux ou trois petits ganglions très durs dans la rainure du trapèze.

Sur la muqueuse préputiale, près du sillon balanique, cicatrice du chancre nettement parcheminée ; polyadénite inguinale double composée de ganglions mobiles, très durs, indolents, mais peu volumineux.

Le malade n'a jamais eu, ou du moins n'a pas remarqué, d'éruption cutanée autre que celle que nous retrouvons aujourd'hui. Gargarisme émollient (eau de guimauve) ; légère cautérisation au crayon de nitrate d'argent des syphilides linguales et gutturales. Une pilule de protoiodure (0,05).

9 *mars*. — Les douleurs ont complètement disparu ; sur la luette et les piliers antérieurs, la fausse membrane, toujours très adhérente, semble s'être notablement rétrécie.

10 *mars*. — La luette, la moitié supérieure des piliers

sont dépouillées de leur enduit couenneux. Ces parties présentent une coloration rouge un peu violacée, mais sans trace d'ulcération.

La papule linguale est légèrement affaissée.

12 *mars*. — Les piliers antérieurs sont libres dans toute leur hauteur ; même coloration rouge vineuse. Sur les amygdales, la production diphtéroïde semble être vers son centre transformée en une matière pultacée, caséeuse, dont le pinceau ramène de nombreux grumeaux, mais sans pouvoir néanmoins arriver à déterger la muqueuse sous-jacente.

15 *mars*. — Les amygdales diminuent de volume. Cautérisation légère des syphilides amygdaliennes et linguales.

20 *mars*. — Diminution considérable du volume des amygdales; leur face supérieure est en grande partie détergée, la muqueuse apparaît très rouge, légèrement ulcérée ; leur face interne présente au lieu d'une fausse membrane une couche pultacée blanchâtre, jaunâtre par place ; le pinceau en enlève une bonne partie, sans cependant permettre de nettoyer complètement l'amygdale. Les ganglions présterno-mastoïdiens sont toujours volumineux, complètement indolents ; l'otalgie a disparu et la déglutition est aussi facile qu'à l'état normal.

23 *mars*. — Sans s'être exposé au froid, sans avoir fumé, le malade a été repris, la veille, de douleurs extrêmement vives dans la gorge ; l'otalgie a reparu ; les ganglions péripharyngés sont devenus très douloureux.

La papule linguale, le voile du palais et ses piliers antérieurs présentent toujours le même aspect.

L'amygdale droite, encore volumineuse, la gauche, revenue presque à son volume normal, sont recouvertes dans une partie de leur surface de détritus pultacés d'un blanc jaunâtre. Sur le pilier postérieur droit, à sa base, plaque opaline peu étendue; dans presque toute la hauteur du pilier postérieur gauche, bande large de sept à huit millimètres d'une coloration gris blanchâtre analogue à celle produite par une légère cautérisation au nitrate d'argent.

26 *mars*. — Douleurs moins vives ; ganglions péripharyngés toujours assez sensibles pour que le malade en redoute l'exploration.

La luette, le voile du palais ont repris leur coloration normale; la surface des amygdales est labourée de nombreux sillons et parsemée de foyers bourbilloneux jaunâtres.

Le pilier postérieur droit est détergé, sa muqueuse est d'un rouge sombre, non ulcérée. Sur le pilier postérieur gauche, la production a pris nettement l'aspect d'une pseudo-membrane d'un blanc grisâtre, très adhérente. La paroi postérieure du pharynx est intacte.

29 *mars*. — Plus de douleurs. La papule linguale est très affaissée. Même état des amygdales. La production qui recouvre le pilier postérieur gauche conserve sur ses bords l'aspect pseudo-membraneux, mais son centre est transformé en un amas de détritus grisâtres laissant voir, lorqu'on les enlève à l'aide du pinceau, la muqueuse sous-jacente profondément ulcérée. Les syphilides cutanées sont en voie de disparition. Le malade demande et obtient sa sortie de l'hôpital.

5 *avril.* — Il se présente à la consultation : les ganglions péripharyngés conservent le même volume à droite ; ils sont notablement diminués à gauche. La papule linguale fait encore un léger relief ; les amygdales, considérablement diminuées, sont très rouges, leur surface est inégale, mais ne présente plus d'enduits d'aucune nature ; rougeur assez vive du pilier postérieur droit ; dans presque toute la hauteur du pilier postérieur gauche, large ulcération à fond grisâtre, bourbillonneux. — Cautérisation au nitrate ; continuer le traitement interne.

12 *avril.* — Le malade se plaint d'un gonflement douloureux survenu depuis une journée au côté droit du cou. En effet, nous trouvons trois ou quatre ganglions volumineux, débordant le sterno-mastoïdien ; en même temps, toute la chaîne des ganglions sous-maxillaires droits présente une tuméfaction considérable très douloureuse.

A gauche, au contraire, les ganglions précédemment hypertrophiés sont à peine appréciables par la palpation. Aucune douleur à la déglutition ; la gorge a presque repris son aspect normal ; les amygdales sont néanmoins toujours rouges, leur surface est encore inégale. Sur le pilier postérieur gauche, l'ulcération persiste avec ses mêmes caractères et sa même étendue.

En cherchant l'explication de l'adénopathie douloureuse, survenue si brusquement, nous remarquons sur le dos et la face latérale droite du nez une large plaque érysipélateuse que l'obscurité de la salle nous avait d'abord empêché d'apercevoir ; en interrogeant le malade, nous apprenons qu'il a eu l'avant-veille quelques frissons, que depuis lors il a mal à la tête, etc... Il présente d'ailleurs actuellement une fièvre notable. On lui conseille le repos, des applications d'eau de sureau, etc...

Nous ne l'avons plus revu.

## Observation IX

Joseph Hauttement. — *Syphilis secondaire; syphilides papuleuses du tégument cutané; syphilides érosives buccales. Angine tonsillaire à forme diphtéroïde* (*Thèse*, Paris, 1888. — Obs. VII, p. 40).

Van L... (Albert), âgé de 21 ans, forgeron, entre le 17 mars 1888, à l'hôpital Saint-Louis, salle Saint-Louis, n° 5 (service de M. le Pr Fournier).

A l'âge de 15 ans, il contracta une blennorrhagie qu'il soigna par des tisanes diurétiques et des injections vineuses ; elle dura environ cinq semaines, n'amena aucun retentissement ganglionnaire, mais se compliqua d'une orchite gauche qui céda après huit jours de repos et des onctions d'onguent napolitain belladoné. Néanmoins, dit le malade, le testicule resta volumineux.

Vers le milieu de janvier 1888, vingt jours environ après un coït avec une femme de rencontre, L... remarque sur la face dorsale de la verge, au niveau de la rainure balano-préputiale, un bouton du volume d'une lentille. Quoique légèrement exulcérée, cette lésion est indolente et ne fournit qu'une suppuration à peine appréciable. Les ganglions inguinaux s'hypertrophient notablement à droite, mais sans gêner aucunement le malade.

L'ulcération n'était point encore cicatrisée, quand, sans s'être, croit-il, exposé à un refroidissement, L..., qui n'est nullement sujet aux angines, est pris d'un mal de gorge violent : la déglutition devient extrêmement pénible aussi bien pour les liquides que pour les solides. Il se décide alors à entrer à l'hôpital du Midi, dans le service de M. du Castel, vers le 20 février. Suivant le malade, le diagnostic porté fut celui de chancre induré de la verge et angine syphilitique. On lui donna à l'intérieur trois pilules par jour ; cautérisation quotidienne du chancre au nitrate d'argent ; tous les deux jours, même cautérisation de la gorge.

Au bout de cinq jours, le chancre était à peu près complètement cicatrisé ; le mal de gorge persistait, mais beaucoup moins violent ; il quitte alors l'hôpital et reprend son travail, tout en continuant régulièrement son traitement interne.

Bientôt, sans avoir eu aucun nouveau rapport sexuel, il remarque, sur le tégument de la face inférieure de la verge, une petite élevure blanche de la grosseur de deux têtes d'épingle : il la presse entre ses ongles et une ulcération s'établit à ce niveau. Son mal de gorge prenant à cette même époque une acuité nouvelle, il entre à l'hôpital Saint-Louis, le 17 mars.

19 *mars*. — A la face inférieure de la verge, on remarque une ulcération de la grandeur d'une pièce de cinquante centimes, à surface inégale, recouverte d'une épaisse sécrétion muco-purulente, à bords notablement surélevés, taillés presque à pic ; en arrière de cette lésion, près du scrotum, petite érosion demi-circulaire peu sécré-

tante. Sur la rainure balano-préputiale, à l'endroit où le malade prétend avoir eu son chancre infectant, on ne trouve ni cicatrice, ni induration. Sur le bord libre du prépuce, papule croûteuse; sur la couronne du gland, légère érosion à fond rougeâtre. Les ganglions inguinaux sont volumineux à droite, on en sent quatre à cinq durs, mobiles, complètement indolents; le plus interne, qui est le plus hypertrophié, atteint presque la grosseur d'un petit œuf de pigeon : à gauche, quatre ou cinq ganglions également durs, du volume d'une noisette. Les testicules sont dans un état normal, mais les deux épididymes présentent au niveau de leur tête un noyau d'induration arrondi, lisse, indolent, de la grosseur d'un pois à droite, d'une noisette à gauche.

Éruption papuleuse disséminée sur la face, le dos, les membres. Croûtes nombreuses dans les cheveux; alopécie commençante ; quelques petits ganglions dans la rainure du trapèze ; deux ou trois au niveau des apophyses mastoïdes.

En avant du sterno-cléido-mastoïdien, et sous son bord antérieur, on trouve de chaque côté cinq ou six ganglions mobiles, assez durs, presque complètement indolents ; deux ou trois font une saillie très appréciable à l'œil.

L'examen bucco-pharyngé montre les lésions suivantes : sur la partie médiane de la lèvre inférieure, plaque opaline, d'un centimètre de largeur; sur la partie gauche de la lèvre supérieure, autre plaque plus étendue à bords irréguliers ; sur la joue gauche, quelques petites érosions disséminées; une très étendue, à fond rougeâtre, occupe toute la région correspondante aux grosses molaires supérieures ; elle semble formée par la réunion de plusieurs syphilides érosives.

La langue porte, vers le milieu de son bord droit, une syphilide fissuraire très douloureuse.

La luette, les piliers antérieurs du voile du palais présentent une rougeur anormale ; les amygdales sont notablement augmentées de volume ; leur surface est entièrement recouverte par une production blanchâtre qui empiète légèrement sur les piliers du voile du palais ; le centre de cette tache est plus grisâtre, semble caséeux, tandis que ses parties périphériques, peu déchiquetées, nettement serties par un liséré rouge vif de la muqueuse, ont tout à fait l'aspect de la couenne diphtérique. Si l'on frotte cette production à l'aide d'un pinceau de charpie, on ne détermine aucune douleur, mais on ne ramène que quelques détritus blanchâtres détachés du centre ; il est complètement impossible de nettoyer la muqueuse ; deux tentatives d'arrachement avec la spatule, puis avec une pince, ne sont pas plus heureuses ; on amène simplement un léger suintement sanguin sur le bord que l'on a voulu ainsi décoller, et la douleur éprouvée cette fois par le malade empêche de renouveler ces tentatives.

La paroi postérieure du pharynx est un peu rouge, mais ne présente aucune lésion spécifique.

Le malade accuse une souffrance vive au moment de la déglutition : chose remarquable, les aliments solides, la croûte de pain, par exemple, ne déterminent pas plus de douleur que les liquides.

Jamais le malade n'a remarqué sur sa peau d'éruption qui puisse ressembler à la roséole.

La syphilide la plus volumineuse de la face inférieure de la verge présentant un aspect chancrelleux très prononcé, on inocule au bras, le 20 mars, la sécrétion de cette lésion.

Une pilule de protoiodure (0,05) ; gargarisme émollient (eau de guimauve) ; poudre d'iodoforme sur les ulcérations péniennes.

21 *mars*. — La déglutition est moins douloureuse ; cautérisation au crayon de nitrate d'argent des syphilides buccales et amygdaliennes.

23 *mars*. — Sans s'être exposé au froid, sans avoir fumé (?), le malade est repris de douleurs gutturales violentes. La déglutition est très pénible ; elle s'accompagne, pour la première fois, d'une otalgie vive, bilatérale ; en même temps, apparaissent des tintements, des bruissements, des bourdonnements d'oreille continuels ; l'ouïe est très affaiblie. Les ganglions péripharyngés sont légèrement sensibles à la pression.

Les syphilides des lèvres et des joues sont en voie de disparition : la fissure linguale conserve le même aspect et la même sensibilité. Le voile du palais et ses piliers antérieurs sont toujours d'un rouge sombre ; l'amygdale gauche, qui tend à rentrer dans l'intervalle des piliers, présente une surface exulcérée couverte de concrétions caséeuses jaunâtres, assez peu cohérentes, n'ayant même plus l'aspect pseudo-membraneux ; quelques foyers bourbillonneux de place en place. L'amygdale droite fait encore fortement saillie ; sa muqueuse est rouge et labourée de sillons irréguliers ; çà et là quelques petites concrétions d'un blanc grisâtre, adhérentes.

Sur la base des piliers postérieurs, une ou deux plaques grisâtres, adhérentes, nettement diphtéroïdes. La paroi postérieure du pharynx est rouge, hérissée de saillies glandulaires.

Les syphilides de la verge sont en voie de cicatrisation. L'inoculation tentée a donné un résultat purement négatif.

26 *mars*. — Douleurs angineuses persistantes ; mêmes troubles de l'ouïe ; ganglions péripharyngés indolents. Les syphilides des lèvres et de la joue ont presque disparu ; les autres lésions bucco-pharyngées conservent le même aspect.

Même traitement. Cautérisation de la gorge au nitrate d'argent.

29 *mars*. — Les troubles de l'ouïe persistent, mais les douleurs sont bien moins vives ; les amygdales tendent de plus en plus à reprendre leur volume normal ; elles ne présentent plus à leur surface aucun exsudat. La muqueuse, ainsi détergée, est d'un rouge violacé, parsemée de nombreuses anfractuosités, légèrement exulcérée en un ou deux points,

31 *mars*. — Même état de la gorge ; la fissure linguale est un peu moins douloureuse ; les autres syphilides buccales sont cicatrisées. Les ganglions péripharyngés semblent moins volumineux. La syphilide pénienne postérieure est cicatrisée ; la plus volumineuse tend également vers une guérison rapide.

4 *avril*. — Il n'y a plus aucune douleur ; les bourdonnements d'oreille ont disparu : l'ouïe, toujours très affaiblie du côté gauche, est redevenue normale à droite.

La fissure linguale persiste sans grande modification. La luette et les piliers du voile palatin sont encore un peu rouges.

Les amygdales, rentrées toutes deux dans l'intervalle des piliers présentent une couleur violacée, leur surface est moins profondément sillonnée et n'offre plus trace d'ulcération. Les ganglions sont considérablement diminués de volume. Les syphilides péniennes sont cicatrisées.

Le malade demande et obtient sa sortie de l'hôpital.

Il se présente le 10 avril à la consultation ; le mieux continue : les ganglions péripharyngés et mastoïdiens sont encore assez volumineux à droite, à peine hypertrophiés à gauche ; des syphilides buccales, seule la fissure linguale persiste, mais elle est maintenant absolument indolente. L'état de la gorge reste à peu près le même ; les amygdales tendent cependant de plus en plus à reprendre leur aspect normal.

L'ouïe est toujours très affaiblie du côté gauche.

Les syphilides cutanées sont en voie de disparation.

On recommande au malade de continuer son traitement interne.

## Observation X

Marius Battier. — *Chancre de la verge. — Roséole. — Angine diphtérique* (*Thèse,* Paris, 1897. Obs. VII, p. 45).

B..., âgé de 26 ans, menuisier, entre le 12 mars 1897 dans le service de M. le Dr Danlos, à l'hopital Saint-Louis, salle Bichat, n° 16.

Cet homme qui avait contracté en 1889 une blennorrhagie dont il ne reste actuellement pas de traces, entre cette fois-ci à l'hôpital pour des accidents syphilitiques.

Il y a 3 mois, il constata à sa verge la présence d'une ulcération, cette ulcération s'agrandit et s'indura ; aujourd'hui son chancre a bien diminué. De plus, ce malade présente dans les aines une adénopathie considérable, non douloureuse. En l'examinant, on voit qu'il est porteur d'une superbe roséole, à son dire il n'y a que quelques jours que cette éruption vient de paraître, enfin il est porteur de quelques furoncles.

On le soumet au traitement : deux pilules de protoiodure par jour et gargarisme de chlorate de potasse.

25 *mars*. — Le malade se plaint de souffrir énormément de sa gorge, il ne peut avaler, et cela avec assez de difficultés, que des aliments liquides. On examine sa gorge, et on constate la présence sur les amygdales d'une production blanchâtre qui empiète notablement sur les piliers du voile du palais. Les amygdales sont assez hypertrophiées. La luette est un peu tuméfiée. Sur la joue droite quelques érosions.

Si l'on frotte avec un tampon de coton les fausses membranes qui recouvrent les amygdales, on reconnaît que ces productions sont excessivement adhérentes, on n'occasionne aucune douleur, mais on n'enlève que quelques parcelles blanchâtres ; il est impossible de nettoyer la muqueuse. Le malade continue son traitement.

26 *mars*. — Le malade souffre toujours beaucoup, la déglutition est très gênée, engorgement des ganglions sous-maxillaires, ces ganglions sont très volumineux et

déforment toute la portion latérale du cou. Le malade a de la difficulté à tourner la tête de droite à gauche.

27 *mars*. — Avec une anse de platine préalablement stérilisée, les productions diphtéroïdes qui recouvrent les amygdales sont raclées après que le malade s'est lavé la bouche. Les membranes sont très adhérentes et ne peuvent être entamées. Des tubes de gélose sont alors ensemencés en stries et mis à l'étuve à 37°.

Le malade présente depuis plusieurs jours un mouvement fébrile, le soir la température s'élève jusqu'à 38°,5, il a de la céphalalgie, pouls fréquent, soif assez vive.

28 *mars*. — Même état, on badigeonne avec un tampon de coton trempé dans une solution de nitrate d'argent à 1/30 les amygdales et le fond de la gorge.

1^er^ *avril*. — Légère amélioration dans l'état du malade, quelques traces d'albumine dans ses urines, il est mis au régime lacté. Des badigeonnages avec la solution de nitrate d'argent sont faits tous les deux jours. La paroi postérieure du pharynx est un peu rouge, mais ne présente pas de lésions spécifiques.

4 *avril*. — Nouvel ensemencement sur tubes de gélose, amélioration notable, le malade a beaucoup moins de fièvre le soir, les ganglions sous-maxillaires sont moins volumineux et les mouvements de déglutition occasionnent moins de douleur. On continue le traitement antisyphilitique et les cautérisations au nitrate d'argent.

20 *avril*. — L'amélioration continue, les amygdales sont bien moins hypertrophiées et leur revêtement diphtéroïde est en voie de régression. Le malade peut avoir un régime mixte. Sa roséole pâlit et tend à disparaître.

*4 mai.* — Les amygdales sont encore hypertrophiées, l'amygdale droite présente à la vue une surface exulcérée, couverte de concrétions blanc jaunâtre, assez cohérentes et n'ayant plus l'aspect pseudo-membraneux des premiers jours. L'amygdale gauche, qui fait une saillie notable entre les piliers, présente une bande longitudinale de 8 millimètres environ de longueur sur 3 à 4 millimètres de largeur, d'une couleur jaunâtre, assez adhérente aux portions sous-jacentes. La disphagie a bien diminué, ainsi que le volume des ganglions sous-maxillaires.

20 *mai.* — Le malade demande sa sortie. Les amygdales sont encore volumineuses, mais les productions diphtéroïdes ont complètement disparu.

On lui conseille de continuer encore ses pilules et son gargarisme au chlorate de potasse.

## Observation XI

Marius Battier (*Thèse,* Paris, 1897. — Obs. VIII, p. 48).

D... Lucienne, modiste, âgée de 19 ans, entre le 26 février salle Beitt.

Depuis trois semaines, la malade se plaint d'un violent mal de gorge.

A l'examen, on constate que les amygdales sont énormément tuméfiées ; leur face antérieure est rouge, mais le bord des piliers antérieurs du voile du palais sert de limite à cette rougeur, qui n'envahit pas la portion fixe du voile, le reste de la surface des amygdales est recouvert de fausses membranes, grisâtres, confluentes. Les ganglions sous-maxillaires et parotidiens sont très tuméfiés, et donnent au cou un aspect proconsulaire.

La malade se plaint de déglutir très difficilement, des douleurs assez violentes se font sentir dans les oreilles, le soir léger mouvement fébrile.

La malade porte à la fourchette une ulcération légèrement indurée datant de trois semaines.

Le clitoris est tuméfié depuis une quinzaine de jours, il présente aussi à sa racine une petite ulcération.

Sur le corps, présence d'une roséole assez confluente. La malade est soumise au traitement, deux pilules de protoiodure par jour et gargarisme au chlorate de potasse. On lui cautérise les amygdales avec le crayon de nitrate d'argent. Au bout de quelques jours, les douleurs de gorge qu'elle éprouvait s'atténuent, elle déglutit beaucoup plus facilement, les douleurs d'oreille ont disparu.

C'est alors que la malade, malgré nos conseils, demande sa sortie.

Elle revient une semaine après très améliorée pour avoir des médicaments et suivre chez elle son traitement.

On ne l'a plus revue.

## Observation XII
(Originale.)

M. X..., 23 ans.

Le malade vient consulter pour une angine prolongée qui dure depuis au moins trois semaines. Il ne s'est pas inquiété, au début, de cette amygdalite, car il a un lourd passé pathologique de ce côté.

Bien portant et très vigoureux, il n'a jamais eu aucune maladie grave, en dehors des fièvres éruptives de l'enfance (rougeole et scarlatine fruste). Il se souvient, au contraire, avoir eu de fréquentes amygdalites, dont l'une, plus grave, pseudo-membraneuse, mais de nature indéterminée.

Il a toujours eu la gorge sensible et fait régulièrement, tous les ans, trois ou quatre poussées d'amygdalite pultacée. C'est un ancien adénoïdien, opéré dans l'adolescence, et le mauvais état de sa gorge est très probablement dû à ce fait qu'il a toujours respiré la bouche ouverte.

Au début de la poussée d'angine qui le conduit à consulter, il ne s'est pas inquiété, ayant la triste habitude de ces affections de la gorge ; mais la dysphagie actuelle se prolonge au delà des limites accoutumées.

La douleur est modérée avec quelques irradiations aux oreilles, et se manifeste surtout à propos des mouvements de déglutition, sans cependant entraver l'alimentation.

Le malade est pâle, et se sent fatigué ; il éprouve une inquiétude, une lassitude générale ; il se plaint d'insomnie et attribue ces troubles à des chagrins récents.

A l'examen de la gorge, on est frappé de l'aspect particulier des amygdales : elles sont volumineuses, débordant les piliers sans cependant venir au contact ; elles sont complètement recouvertes d'un exsudat blanc grisâtre. Les piliers antérieurs et postérieurs et la paroi du pharynx sont rouges et congestionnés.

L'exsudat pseudo-membraneux qui recouvre les amygdales est très adhérent et ne se laisse point détacher au porte-coton ; si l'on insiste, le patient accuse une vive douleur et l'on provoque un léger suintement sanguin.

Il s'agit là d'un revêtement pseudo-membraneux dont les caractères objectifs rappellent ceux de la diphtérie. L'état général, cependant, est bien différent de celui constaté dans cette affection grave.

Par suite de circonstances particulières, l'examen bactériologique n'est pas pratiqué ; le malade se gargarise et prend une potion au benzoate de soude.

Au bout de quinze jours, l'état est resté le même, tant au point de vue des troubles subjectifs qu'à celui de l'état objectif de la gorge. Il est intervenu cependant un fait nouveau, qui est la présence de plaques muqueuses caractéristiques des commissures des lèvres et une belle couronne de Vénus frontale.

Le diagnostic de syphilis, qui n'avait même pas été soupçonné, s'impose, et l'examen plus soigneux fait constater des ganglions cervicaux et sous-maxillaires peu volumineux, indurés et légèrement douloureux à la pression.

Le chancre initial est passé inaperçu.

Le traitement spécifique est alors prescrit : trois pilules par jour de protoiodure d'hydrargyre.

Au bout de cinq jours, la dysphagie qui durait depuis plus de cinq semaines disparaît complètement ; le malade revient au bout de quinze jours, ne présentant plus de fausses membranes sur les amygdales, mais seulement de petites plaques muqueuses.

Le traitement est alors régulièrement institué et ces

quelques accidents sont les seules manifestations de l'infection.

Si le médecin traitant avait connu, à l'époque où il observait le malade, cette manifestation de la syphilis gutturale, le diagnostic se fût probablement imposé dès le premier examen objectif si caractéristique, et il n'eût pas eu besoin de l'éclosion d'autres accidents pour prescrire le traitement spécifique.

En appelant l'attention sur cette angine pseudo-membraneuse secondaire, nous espérons permettre le diagnostic précoce de l'affection et éviter ainsi des hésitations regrettables.

## Observation XIII

(Originale.)

M. X..., 37 ans, vient consulter fin novembre 1901 pour une angine prolongée.

Il est fort sujet aux maux de gorge et se soigne depuis des années. Il a été longuement traité, en effet, pour du catarrhe nasal hypertrophique. Il a une pharyngite supérieure ancienne qui a entraîné du catarrhe chronique des caisses, avec diminution notable de l'audition, surtout de l'oreille droite. Ses amygdales, bridées entre les piliers, sont très souvent le siège de poussées d'angines pultacées douloureuses. Ce malade est, depuis des années, un habitué des villes d'eaux. Le froid, l'humidité, la fatigue rappellent, chez cet arthritique congestif, de fréquentes atteintes de pharyngites et d'amygdalites.

Au mois d'octobre 1901, à la fin d'un séjour dans une

station thermale des Pyrénées, il est pris d'une angine aiguë violente qui est baptisée angine pultacée par le médecin de la station.

Le traitement classique, antisepsie de la gorge et salol, lui est prescrit. Il est suivi régulièrement sans résultat durant un séjour à la campagne qui se prolonge jusque vers le milieu de novembre. Pendant ce temps, l'état ne s'est pas amélioré, et le malade revient à Paris où il consulte.

Il est pâle, fatigué, et raconte que, depuis la poussée fébrile du début de son angine, il se sent fiévreux, sans que, cependant, le thermomètre enregistre de température ; — pas de goût au travail, qui est difficile : — sensation migraineuse permanente, sans toutefois qu'il y ait de vraie céphalée ; — inquiétude vague pendant la journée ; — la nuit, le sommeil est mauvais, troublé par de fréquents réveils ; — de vagues douleurs articulaires que le malade compare aux douleurs de croissance.

Depuis l'angine qui a débuté il y a au moins cinq semaines quand il vient consulter, l'état local ne s'est pas amélioré subjectivement : au contraire.

La gorge est le siège d'une sensation de brûlure continuelle avec irradiations douloureuses du côté des deux oreilles qui bourdonnent plus que de coutume et dont la surdité est augmentée.

Les douleurs ne sont pas très vives au repos de l'organe, mais la déglutition est très gênée surtout et plus encore pour les liquides que pour les solides ; parfois même ils reviennent par le nez, comme s'il y avait un peu d'impotence fonctionnelle du voile. La salive est déglutie avec peine et une grimace caractéristique de la face signale cette gêne douloureuse à chaque mouvement de déglutition.

Encore une fois, pas de douleurs pongitives, ni de battements douloureux dans la gorge, mais une sensation de brûlure très pénible.

La voix est nasonnée, comme chaque fois qu'il existe une hypertrophie des amygdales.

A l'examen objectif, l'haleine n'est pas fétide ; la langue n'est pas saburrale. Les deux amygdales, normalement cachées derrière les piliers, sont très volumineuses et se touchent presque ; elle sont recouvertes, toutes les deux, de fausses membranes très confluentes, d'un blanc grisâtre, qui font légèrement saillie sur la muqueuse que l'on voit à peine et qui est rouge. Les piliers antérieurs et postérieurs et la luette sont exempts de fausses membranes, mais d'un rouge vif vermillon, ainsi que la paroi postérieure du pharynx.

Les amygdales sont très dures au toucher et donnent sous le doigt une impression ligneuse.

Les fausses membranes, très adhérentes, résistent aux efforts du stylet armé de coton ; il faut, pour les enlever, le secours de la pince. Elles se laissent arracher par petits fragments d'un millimètre d'épaisseur et sont résistantes et élastiques. Leur ablation est douloureuse et l'on voit, au-dessous d'elles, une surface ulcérée, sanieuse, et saignant facilement.

Les ganglions sous-maxillaires et parotidiens sont très volumineux, durs, roulant sous le doigt, sans empâtement collatéral et assez douloureux à la pression,

Le diagnostic n'est pas posé.

On pense à une angine de Vincent très étendue en surface, survenue au déclin d'une angine pultacée et actuellement à la période pseudo-membraneuse.

On prescrit du chlorate de potasse à l'intérieur et on touche les amygdales avec la solution iodo-iodurée indiquée dans ce cas.

Par précaution, une fausse membrane est examinée, ainsi que les urines : la longue durée de l'affection, l'état général relativement peu atteint, ne laissaient que peu de probabilité à l'idée d'une diphtérie vraie, et le diagnostic hésitait entre angine de Vincent et angine pseudo-membraneuse non diphtérique.

Pas d'albumine dans les urines ; pas de Lœffler ; ni bacilles de Vincent, ni spirochètes : du staphylocoque banal.

Le malade est revu cinq jours après le premier examen : aucune amélioration.

La longue durée de la dysphagie oblige à songer à l'aphorisme si important de Garel : « Toute dysphagie qui dure au delà de trois semaines et qui n'est ni du cancer, ni de la tuberculose, doit faire songer à la syphilis. »

Le malade est interrogé dans ce sens, mais nie avec énergie. Poussé vigoureusement, il finit cependant par raconter qu'il a eu, quelques semaines avant sa poussée angineuse, de l'herpès de la verge : cet herpès aurait été un bouton unique.

Ce fait en dehors des allures de l'herpès méritait contrôle, bien que le malade se déclarât guérit.

La verge examinée présentait dans le pli balano-préputial une petite cicatrice entourée d'une induration parcheminée caractéristique. Le pli de l'aine portait la signature ganglionnaire de l'infection : ganglions indurés roulant sous le doigt avec préfet de l'aine révélateur.

Le diagnostic se précisait : des ganglions occipitaux, de l'acné du cuir chevelu, une roséole pâlie passée inaperçue, venaient lui donner une vraisemblance nouvelle.

Le protoiodure de mercure est prescrit.

Dix jours après, le malade est revu métamorphosé. L'insomnie, les douleurs vagues ont disparu, ainsi que la migraine ; de dysphagie, il n'est plus question, non plus que des brûlures et des douleurs irradiées à l'oreille.

Objectivement, l'état est moins modifié : au premier aspect, les amygdales sont toujours volumineuses, et recouvertes d'un enduit jaunâtre, mais non plus adhérent, plutôt pultacé, qui se laisse enlever au porte-coton et reproduit l'aspect décrit par Martellière et Robin. Sous cet enduit, l'amygdale se montre avec de petites ulcérations saignantes, qui sont touchées au nitrate d'argent.

Au bout de trois semaines, la gorge a repris à peu près son aspect normal, sauf quelques opalescences sur les amygdales encore un peu volumineuses.

Le traitement régulier est prescrit au malade.

Assez peu docile, et se trouvant soulagé, le patient, qui n'accepte que difficilement le diagnostic posé, cesse assez rapidement le traitement.

En janvier, il revient avec quelques plaques sur les amygdales empiétant un peu sur les piliers antérieurs, et un peu de dysphagie.

Cette fois encore, les douleurs de gorge que le malade a vainement tenté de guérir par les gargarismes habituels cède au mercure, et le malade accepte enfin comme exact le vieil aphorisme : « Naturam morborum curationes ostendunt. »

Il suit donc régulièrement le traitement spécifique et se porte, comme le dit le Pr Fournier, parfaitement bien, comme un syphilitique qui se soigne.

Le malade a été revu régulièrement : il n'a plus rien présenté de particulier.

---

## CHAPITRE IV

### DIAGNOSTIC

Le diagnostic de l'affection que nous venons de décrire offre de très réelles difficultés : nous nous efforcerons, dans ce chapitre, de faire ressortir ses caractères spéciaux et de la différencier des angines avec lesquelles on peut la confondre.

#### 1° Angine pultacée

Dans l'angine pultacée très intense, l'une ou les deux amygdales peuvent se trouver recouvertes d'un enduit blanchâtre qui, au premier examen, peut faire songer à une fausse membrane.

Au début, on trouve une élévation de température généralement plus forte que dans l'angine syphilitique : une simple amygdalite lacunaire, on le sait, peut donner un frisson initial bruyant et 40° de température.

La langue est généralement sale et l'haleine fétide, l'amygdalite lacunaire s'accompagnant presque toujours d'un état gastrique très marqué.

L'exsudat n'est pas adhérent ; il se détache très facilement avec un simple pinceau, et se dissout dans l'eau, à l'encontre de la fausse membrane. Il est, de plus, facile de se rendre compte que cet exsudat a pour point de départ et pour siège essentiel les cryptes de l'amygdale. La muqueuse, sous cet enduit caséeux, est rouge, enflammée, mais jamais ulcérée.

Dans l'angine pultacée, le processus est localisé à l'amygdale, les piliers sont toujours respectés, et il n'y a que peu ou pas de réaction ganglionnaire.

Cette affection bénigne a une allure cyclique : elle dure de cinq à huit jours ; après quoi, tout rentre dans l'ordre.

Nous avons vu, décrite par Martellière et Robin, une forme d'angine secondaire où la fausse membrane résistante est remplacée par un exsudat putrilagineux peu adhérent, jaune et crémeux, qui se dissout dans l'eau ; nous avons dit plus haut que cet aspect répondait à la fonte de la fausse membrane, précédant sa disparition. A cette période, à la rigueur, l'erreur serait possible ; elle est cependant bien facilement évitable : la dysphagie de la syphilis secondaire dure des semaines, celle de l'amygdalite quelques jours.

L'enduit pultacé syphilitique recouvre de petites ulcérations sanieuses, sanguinolentes ; celui de l'amygdalite laisse voir des cryptes dilatées, une muqueuse rouge, mais non ulcérée. Il nous paraît difficile de commettre cette erreur.

### 2° Angine herpétique

Souvent, après leur ouverture spontanée, les vésicules d'herpès laissent de petites érosions qui peuvent se couvrir de fausses membranes diphtéroïdes. Ces fausses membranes siègent sur les amygdales, sur les piliers antérieurs ou postérieurs, parfois même sur la face postérieure du pharynx. Quels sont les éléments du diagnostic ?

Comme dans l'angine secondaire de la syphilis, la flore microbienne des fausses membranes est très diverse : on y trouve du pneumocoque (Rendu, Boulloche, Netter), du staphylocoque blanc (Girode), des streptocoques (Rispal et Escat), enfin parfois du Lœffler (Dieulafoy, Kelsch, Huchard, Martin, Gouguenheim).

L'angine herpétique, comme l'a dit Lermoyez, n'est pas une affection spécifique ; elle n'est qu'un mode de réaction de la gorge contre divers microbes. Cherchons donc dans l'allure clinique les éléments de notre diagnostic.

Les débuts de l'angine herpétique sont bruyants et caractéristiques : frisson violent, courbature, fièvre pouvant atteindre 40° et même 41° ; dans l'angine secondaire syphilitique, fièvre modérée ou pas de fièvre.

Dans l'herpès guttural, la céphalalgie est souvent atroce ; dans l'affection que nous étudions, nous avons noté de vagues migraines, un état d'inquiétude général, sans phénomènes douloureux autres que la dysphagie, qui est aussi beaucoup plus vive dans l'angine herpétique.

Mais voici surtout les deux symptômes cardinaux qui permettront le diagnostic dans tous les cas :

L'angine syphilitique est une affection traînante, nous avons insisté et insistons encore sur sa longue durée ; l'angine herpétique est, au contraire, un bruyant et fugace feu de paille : en huit jours, grand maximum, l'affection est jugée.

Dans la première de ces affections, il y a toujours une importante réaction ganglionnaire ; dans l'autre, l'appareil lymphatique reste intact.

Il est, de plus, très rare qu'un herpès labial ou génital ne vienne pas porter la signature de l'affection gutturale.

### 3° Diphtérie

Le diagnostic de l'angine pseudo-membraneuse secondaire avec la diphtérie présente réellement de très grosses difficultés, aussi convient-il d'y insister.

Ici, la bactériologie rend des services de tout premier ordre. Le bacille de Lœffler, dont la spécificité a été si remarquablement étudiée et démontrée, marque d'un cachet d'authenticité absolue la diphtérie vraie.

Le diagnostic différentiel comporte donc deux éléments également importants : la recherche bactériologique et l'étude clinique attentive.

I. *Recherche bactériologique*. — En présence d'une angine à fausses membranes, il faut toujours pratiquer l'examen bactériologique, et il convient de faire tout à la fois une préparation extemporanée par frottis, qui permettra, grâce à la méthode de Gram, de déceler le bacille de Lœffler, petit, moyen ou long, selon sa formule morphologique, et une culture qui renseignera sur sa virulence.

Le bacille de Lœffler existe-t-il dans l'exsudat : l'angine est diphtérique, soit primitivement, soit secondairement, peu importe ; le résultat est acquis, le sérum de Roux doit entrer en scène.

Mais, parfois, le frottis ne donne rien, il faut attendre le résultat de l'ensemencement ; un temps précieux peut être ainsi perdu, et la clinique, reprenant ses droits, doit éclairer la conscience du médecin.

II. *Étude clinique.* — Dans les deux affections, le début est, le plus souvent, insidieux, la fièvre peu élevée, 38° ou 39°, la dysphagie s'installe progressivement la plupart du temps : elle est cependant infiniment plus accusée dans la syphilis que dans la diphtérie : nous savons les allures insidieuses de cette maladie, et nous n'ignorons pas combien les premiers troubles subjectifs sont souvent peu bruyants.

En revanche, l'état général est profondément touché dans l'angine à Lœffler ; le teint est pâle, presque blanc, plombé, terreux, les yeux sont excavés et cernés, les paupières sont violacées, la prostration est considérable. Le médecin a, d'instinct, l'impression qu'il se trouve en présence d'un état grave, et les constatations de l'examen objectif ne viennent, pour ainsi dire, que confirmer les soupçons qu'il avait conçus.

Dysphagie légère dans la diphtérie, avec état général mauvais, pouls petit, adynamie prononcée : — dysphagie vive dans la syphilis, avec état général relativement favorable, pouls bon et régulier : voilà déjà une première caractéristique des deux affections.

L'état général, dans la diphtérie, est inquiétant d'emblée, aussi le malade vient-il consulter de bonne heure ;

— dans l'angine secondaire, c'est tardivement, et préoccupé de la longue durée de la dysphagie, que le patient vient trouver le médecin.

La diphtérie exige des soins immédiats qui entraînent, en général, la guérison en une douzaine de jours ; méconnue, elle force l'attention par des complications : extension du processus diphtérique, diphtérie laryngée, bronchique, nasale, oculo-palpébrale, auriculaire, etc. ; néphrite avec albuminurie et accidents urémiques ; myocardite avec ses complications ; paralysies qui peuvent paraître dès le cinquième jour, soit du pharynx et du voile du palais, soit des membres, soit des muscles thoraciques, soit du cœur par troubles bulbaires.

Une dysphagie datant de plusieurs semaines, sans albuminurie, sans phénomènes généraux graves, n'est pas la diphtérie ou tout au moins n'est pas la diphtérie clinique. On voit quelquefois, en effet, certaines formes très atténuées de diphtéries, qui ressemblent plus à l'angine pultacée qu'à une affection pseudo-membraneuse, et qui sont le résultat d'une infection si peu virulente qu'elles passent presque inaperçues et sont, pour ainsi dire, de simples diphtéries bactériologiques, des curiosités de laboratoire (angines à bacilles courts ; Barbier et Ulmann).

Objectivement, les deux fausses membranes se ressemblent : celle de la diphtérie est souvent moins épaisse, moins adhérente que celle de la syphilis et se laisse plus facilement enlever au pinceau ; elle ne recouvre jamais d'ulcérations sanieuses et saignantes, et c'est là un fait qui doit être retenu.

Les tendances extensives de la diphtérie sont plus accusées. Généralement, la fausse membrane de la syphilis secondaire est localisée à l'amygdale, empiétant parfois sur les piliers antérieurs et sur les piliers postérieurs ; rarement elle s'étend jusqu'à la paroi postérieure du pharynx. Dans la diphtérie, au contraire, presque toujours dès le deuxième ou le troisième jour, le pharynx se couvre de fausses membranes et la luette est engaînée. La fausse membrane syphilitique, quand elle s'étend, a une prédilection caractéristique pour le palais osseux que respecte la diphtérie. Pour employer la jolie expression de Mauriac, les piliers postérieurs sont les colonnes d'Hercule de la syphilis secondaire qui les dépasse rarement.

Ainsi donc, en résumé, l'adhérence des membranes, la présence d'ulcérations sous ces productions, l'intégrité du pharynx postérieur sont en faveur de la syphilis. Quand il y a extension du processus, elle procède d'avant en arrière, menaçant le larynx, dans la diphtérie ; d'arrière en avant, s'étendant vers le palais osseux, dans la syphilis.

Dans les deux maladies, nous retrouvons l'adénopathie : elle est cependant beaucoup plus accusée dans l'angine à Lœffler, où elle peut prendre des proportions telles qu'il y a une déformation toute particulière de la région du cou (cou proconsulaire). Dans la syphilis, l'amygdale est plus dure, plus indurée que dans la diphtérie.

Le problème, nous le voyons, n'est pas cliniquement insoluble et souvent la bactériologie n'apportera au diagnostic déjà posé qu'une éclatante confirmation.

### 4° Angine streptococcique pseudo-membraneuse

A côté de l'angine à Lœffler, nous connaissons aujourd'hui d'autres angines pseudo-membraneuses graves ; l'angine à streptocoques est la plus sévère.

Étudiée d'abord par Bourcy, puis par Frœnkel et Hanot, Cornil et Babès, Roux et Yersin, etc., elle présente pour nous un intérêt d'autant plus vif que, comme nous l'avons vu, on rencontre le streptocoque dans la fausse membrane de l'angine syphilitique. Il nous faut donc faire ressortir encore ce fait déjà évoqué tout à l'heure, que l'agent microbien ne fait pas toujours toute la maladie, qu'il y a des formules atténuées auxquelles il n'impose pas sa signature, grâce peut-être à sa faible virulence ou à la résistance du terrain ; et d'autres, au contraire, qu'il marque d'un sceau particulier pour en faire une entité clinique nettement définie.

La présence du streptocoque dans une pseudo-membrane d'angine n'en fait pas forcément une angine cliniquement streptococcique. Nous allons tenter ici de faire ressortir les différences entre l'angine pseudo-membraneuse à streptocoques vraie et l'angine syphilitique.

Nous n'insisterons pas sur ce fait que le streptocoque vient souvent se greffer à côté du Lœffler dans la diphtérie, donnant ainsi une gravité nouvelle à l'affection : cela ne modifie guère, en effet, ce que nous avons dit du diagnostic différentiel.

Nous éliminons aussi l'angine du début ou du décours

de la scarlatine : l'éruption caractéristique l'affirme suffisamment.

Dans l'angine pseudo-membraneuse à streptocoques, le début est solennel, bruyant, avec un frisson : la température s'élève à 39° ou 40° ; tout l'aspect du malade porte l'empreinte d'une affection grave. Nous voici bien loin du début insidieux que nous avons décrit avec insistance.

La dysphagie est ici plus vive que celle que nous avons signalée, et il s'y ajoute le plus souvent du trismus, comme dans le phlegmon amygdalien. L'haleine est fétide, la langue saburrale, l'état gastrique très marqué va souvent jusqu'aux vomissements et à la diarrhée.

Les fausses membranes sont généralement légèrement enchatonnées, sales, grisâtres, sanieuses. Les piliers et la luette sont souvent œdématiés ; n'oublions pas en effet que le même agent infectieux donne ou le phlegmon ou l'érysipèle du pharynx : nous ne devons donc pas être surpris de trouver cet œdème qui les accompagne toujours et qui en est presque caractéristique. A lui seul, ce symptôme doit faire songer à une streptococcie gutturale.

L'adénopathie est ici portée au plus haut degré qu'elle puisse atteindre dans les affections aiguës de la gorge : c'est le type du « cou proconsulaire » décrit par de Saint-Germain. Le tissu conjonctif périganglionnaire est aussi infiltré ; il y a de la périadénite. Les ganglions sont douloureux et peuvent aller jusqu'au ramollissement et à la suppuration.

L'hypothermie, l'albuminurie, les suppurations, la cachexie, peuvent terminer l'affection.

Est-il besoin d'insister davantage pour montrer combien ce tableau dramatique est éloigné de celui que nous avons tenté de tracer ?

### 5° Angines diphtéroïdes

Nous voici en présence d'un groupe de jour en jour plus nombreux d'affections de la gorge, dont la caractéristique est une fausse membrane et l'allule clinique, le plus souvent, la bénignité. Les agents de l'infection sont les plus variés, nous y rencontrons : le staphylocoque, le colibacille, le pneumocoque, que nous savons exister dans la membrane syphilitique. Comment allons-nous les différencier du type que nous avons essayé de distraire de ce compendium ?

Nous grouperons, pour plus de clarté, ces angines d'après leurs similitudes cliniques.

I. *Angine à staphylocoques et angine à pneumocoques.* — Nous trouvons d'abord l'angine à staphylocoques et l'angine à pneumocoques ; elles ont pour caractéristique la température du début peu élevée, leur bénignité presque constante (on cite cependant quelques cas de propagation au larynx). La réaction ganglionnaire est vive et douloureuse.

Nous avouons franchement que le problème est difficile et nous ne voyons guère qu'un symptôme qui, en dehors bien entendu d'autres manifestations constatées de syphilis, puisse orienter le diagnostic : c'est la longue durée de la dysphagie dans l'angine syphilitique, qui est en opposition formelle avec l'évolution rapide de ces angines qui guérissent en un septenaire environ.

II. *Angine à colibacille.* — Nous invoquerons pour l'angine à colibacille décrite par Lermoyez, Helm et Barbier, le même symptôme capital, auquel nous ajouterons la fétidité habituelle de l'haleine que nous ne retrouvons que dans un seul cas d'angine secondaire pseudo-membraneuse.

III. *Angine du muguet.* — Nous avons vu que le muguet peut se trouver à l'état de culture pure dans les fausses membranes de la syphilis ; il peut aussi simuler parfois, bien que rarement, une angine pseudo-membraneuse : Damaschino et Duguet en ont cité des cas.

Le diagnostic nous paraît très facile et nous ne citons cette forme d'angine que pour tenter d'être complet : les plaques du muguet se désagrègent facilement et n'ont pas l'adhérence de la fausse membrane syphilitique : il n'existe non plus ni état général, ni dysphagie, ni réaction ganglionnaire.

IV. *Angine de Friedlander.* — Avec l'angine de Friedlander, nous trouvons une série de symptômes qui se rapprochent singulièrement de ceux de l'angine syphilitique. Nous notons, en effet, le même début insidieux, une fièvre légère qui peut passer inaperçue, une dysphagie peu prononcée, enfin la ténacité de l'affection qui, dans quinze cas sur dix-neuf, a dépassé trois mois.

Les fausses membranes sont adhérentes, mais moins

étendues que dans la syphilis et ne reposant jamais sur une muqueuse ulcérée.

La réaction vive de l'amygdale et son hypertrophie ligneuse font défaut. L'isthme guttural ne présente, pour ainsi dire, aucune réaction, et supporte sans protestation cet exsudat adhérent. Cette tolérance s'étend jusqu'aux ganglions qui ne réagissent pas.

Absence de réaction ganglionnaire, d'hypertrophie des amygdales, de rougeur et d'ulcération de la gorge, tolérance presque complète : voilà les symptômes qui permettent le diagnostic.

### 6° Angine de Vincent

L'angine de Vincent à sa première période, au stade pseudo-membraneux, revêt une allure clinique qui peut rendre le diagnostic des plus épineux.

Dans cette affection, entrevue par Van Swieten (épidémie des armées de Marie-Thérèse), décrite par Ruault en 1894, étudiée par Vincent au point de vue bactériologique, l'amygdale présente une fausse membrane crayeuse, rappelant, d'après Raoult, une tache de bougie.

Cette fause membrane est molle, assez peu adhérente, et laisse voir une muqueuse rouge, enflammée, ulcérée et saignante ; comme celle de la syphilis, elle ne se dissout pas dans l'eau.

L'isthme guttural tout entier participe à l'état inflammatoire. La maladie débute généralement d'une façon insidieuse, sans prodrômes bruyants, sans réaction fébrile accusée (38° ou 39°).

L'état général rappelle de tous points celui que nous avons décrit dans l'angine secondaire de la syphilis. Le malade est pâle, déprimé, courbaturé ; il a de l'insomnie, de vagues douleurs articulaires.

Les ganglions sous-angulo-maxillaires sont toujours engorgés, tuméfiés, douloureux à la pression ; l'intensité de cette réaction ganglionnaire rappelle celle de l'angine secondaire de la syphilis.

Enfin, pour ajouter à ces ressemblances, la dysphagie est tolérable et sa durée peut atteindre deux, trois et quatre semaines.

Voici tout un ensemble de symptômes communs aux deux affections : dysphagie prolongée avec, sur l'amygdale, une fausse membrane ne se dissolvant pas dans l'eau ; état général atteint, mais sans sévérité, sans aucun accident grave, ni albumine dans les urines, ni paralysies, ni troubles cardiaques. Sous la fausse membrane, dans les deux affections, la muqueuse est ulcérée. Dans les deux cas aussi, fièvre modérée, réaction ganglionnaire constante.

La bactériologie semblait devoir permettre la solution rapide du problème. Vincent, et après lui Raoult et Thiry, Brindel, etc., avaient trouvé dans l'exsudat de l'angine de Vincent un bacille fusiforme associé à des spirilles : cette symbiose microbienne constante paraissait caractéristique. Dans un travail tout récent publié dans le *Bulletin de la Société médicale des hôpitaux*, M. le médecin-major Simonin (1) fait ressortir que si, dans certaines circonstances de déchéance organique, de moindre résistance générale et

(1) Simonin. *Bulletin de la Société médicale des hôpitaux*, 20 mars 1902.

locale, l'association fuso-spirillaire peut créer ce type morbide, l'angine de Vincent, dans d'autres cas, ces agents, parasites de surface, peuvent envahir secondairement des territoires infectés par le Lœffler ou le streptocoque.

La constatation de la symbiose fuso-spirillaire cesse alors d'être caractéristique : il s'agit d'une streptococcie, d'une diphtérie dont l'exsudat a été envahi par deux hôtes habituels de la bouche, généralement sans virulence, et qui profitent d'une infection pour se développer.

Le bacille de Vincent et le spirille peuvent, au même titre, envahir secondairement une amygdale que le moteur inconnu de la syphilis a déjà entamée.

« Parfois, dit le D^r Simonin, les lésions qu'ils engendrent paraissent d'emblée constituer toute la maladie; ils peuvent aussi intervenir tardivement au cours d'infections nettement caractérisées, à la façon d'agents microbiens secondaires et surajoutés ; puis, spontanément, ou par l'effet d'un traitement méthodique, on les voit rentrer dans leur vie obscure et saprophytique, en attendant qu'un incident les ramène à l'activité pathogène qui, pour eux, ne constitue qu'une façon d'être exceptionnelle et passagère. »

Ainsi donc, la présence constatée du bacille de Vincent et du spirille n'est pas absolument la preuve d'une angine de Vincent; et, si l'on doit tenir le plus grand compte de leur rencontre dans un exsudat, il faut, pour porter le diagnostie, ne pas négliger l'appoint des symptômes cliniques. Replaçons-nous donc sur ce terrain.

Nous avons fait ressortir les traits communs aux deux affections. Quels sont les symptômes différentiels ?

La fausse membrane syphilitique est beaucoup plus adhérente que celle de l'angine de Vincent. Nous avons décrit, à la période terminale de l'affection que nous étudions, un stade de fonte de la pseudo-membrane où elle prend l'aspect d'un exsudat très peu adhérent; mais, à ce moment, cet exsudat se dissout dans l'eau, ce qui le distingue de la fausse membrane de l'angine de Vincent, qui est toujours résistante.

L'angine pseudo-membraneuse secondaire est, pour ainsi dire, toujours bilatérale ; l'angine de Vincent l'est très rarement, au contraire.

Dans la maladie de Vincent, deux symptômes sont, on peut dire, constants : la fétidité de l'haleine associée à l'état saburral de la langue et la salivation abondante ; nous n'avons rien noté de semblable dans notre description.

Non traitée, l'angine secondaire s'éternise, sous la forme toujours identique à elle-même d'une affection pseudo-membraneuse. L'angine de Vincent évolue, au contraire, fatalement, vers un second stade caractéristique : l'ulcération.

Cette ulcération est une perte de substance profonde, à contours ovalaires, à bords taillés à pic ; le fond en est rempli d'un exsudat putrilagineux. C'est là une allure bien différente de celle du secondarisme pseudo-membraneux.

A cette seconde période, la confusion serait plutôt permise avec le chancre amygdalien, s'il ne manquait le signe essentiel, l'induration de l'amygdale.

Il y a encore une pierre de touche : c'est le traitement.

L'angine de Vincent n'est, somme toute, qu'une modalité atténuée, qu'une localisation de la stomatite ulcéro-membraneuse : entité devenue rare avec les progrès de l'hygiène ; mais son étroite parenté avec cette affection la rend, comme elle, tributaire du traitement par le chlorate potasse. Quelques cuillerées d'une potion de chlorate et de quelques attouchements iodés modifient avec une rapidité caractéristique et guérissent l'angine de Vincent ; la même thérapeutique reste sans effet sur l'angine syphilitique qui réclame, elle aussi, une médication spéciale, qui lui est également étroitement appropriée : le mercure.

Quand le chlorate de potasse n'entraîne pas une amélioration rapide, il faut abandonner le diagnostic d'angine de Vincent, même si l'on a constaté le bacille fusiforme : c'est qu'il n'est alors qu'un agent infectieux secondaire masquant une autre affection.

Le bleu de méthylène, qui paraît jouir vis-à-vis de l'association fuso-spirillaire d'une véritable action spécifique, peut rendre les mêmes services.

### 7° Chancre de l'amygdale

Le diagnostic avec le chancre de l'amygdale, qui se recouvre parfois d'une fausse membrane, est moins important.

La thérapeutique instituée reste la même et il ne s'agit, somme toute, que d'une satisfaction de clinicien, que de fixer un détail chronologique, que de différencier deux phases de la même maladie.

Les symptômes en faveur du chancre sont l'unilatéralité de la lésion, la réaction ganglionnaire plus intense, la dysphagie plus vive, la fétidité constante de l'haleine.

# CHAPITRE V

## ÉTIOLOGIE. — ANATOMIE PATHOLOGIQUE. — TRAITEMENT

Nos prédécesseurs, dans l'étude de cette affection, ont vainement tenté d'établir les causes de cette manifestation particulière du secondarisme : Hauttement et Battier, après Martellière, incriminent timidement le refroidissement.

Nous voulons rester aussi modeste qu'eux, et, n'ayant eu d'autre ambition que de rapporter, aussi complètement que nous l'avons pu, des faits cliniques, nous éviterons de proposer des théories.

Il faudrait, pour tenter de le faire, de nombreuses recherches de laboratoire que nous n'avons pas pratiquées et de multiples faits cliniques qui font encore défaut.

Nous voulons bien admettre, avec les auteurs cités, que le refroidissement crée une moindre résistance de l'organisme, qu'il le rend plus susceptible aux infections diverses ; mais c'est là tout ce que les théories modernes permettent de lui accorder.

L'angine pseudo-membraneuse est un incident microbien surajouté à l'infection syphilitique, et le refroidissement peut créer l'opportunité morbide qui facilite la pullulation d'hôtes habituels de la bouche.

Comme l'a fait remarquer tout dernièrement le Dr Simonin, à propos de la symbiose fuso-spirillaire, une ulcération banale, une affection quelconque de l'amygdale, peuvent servir de prétexte à l'entrée en scène du bacille fusiforme et du spirochète, et ces saprophytes, grâce à cette préparation du terrain, cultivent, prennent une vitalité et une virulence qui en font des agents d'infection capables de créer une angine à fausse membrane : l'angine de Vincent.

L'agent inconnu de la syphilis, au même titre que les autres microbes, met, sans aucun doute, l'amygdale dans des conditions qui permettent au streptocoque, au pneumocoque, au staphylocoque, hôtes habituels de la bouche, trop atténués pour agir sans secours, de se développer et de créer sur une plaque muqueuse en évolution une fausse membrane.

Nous ne pouvons nous empêcher de faire remarquer que les deux malades dont nous rapportons les observations étaient des amygdaliens anciens, que leur gorge présentait une susceptibilité spéciale qui facilitait à coup sûr une infection secondaire, et nous proposerions volontiers cette étiologie d'attente :

L'angine pseudo-membraneuse de la syphilis secondaire doit se rencontrer plus souvent, sinon exclusivement, chez les habitués de l'angine, chez ces malades dont l'amygdale reste chroniquement affectée, et chez qui la syphilis doit réveiller et exalter des agents microbiens sommeillant dans les cryptes, et dont l'effort n'eût entraîné, peut-être, sans cet adjuvant, que l'angine pultacée banale.

Pour ce qui est de l'anatomie pathologique, nous avons dit que les recherches histologiques les plus récentes avaient assimilé d'une façon complète la fausse membrane de l'angine syphilitique à celle de la diphtérie.

N'ayant à apporter qu'une analyse bactériologique où nous avons trouvé du staphylocoque, nous n'avons rien à ajouter non plus à ce que nous avons écrit dans notre historique.

Le traitement est celui de la syphilis : quelques attouchements au nitrate d'argent seconderont utilement les efforts de la thérapeutique générale.

## CHAPITRE VI

### CONCLUSIONS

Comme le faisait ressortir M. A. Robin, il y a lieu de faire, dans la nomenclature médicale, à côté de la liste déjà si longue des angines à fausses membranes non diphtériques, une place spéciale à l'angine pseudo-membraneuse de la syphilis.

Ni les caractères anatomo-pathologiques de la fausse membrane, ni l'examen bactériologique ne permettent de faire le diagnostic et ce sont l'allure clinique et l'étude soigneuse et attentive des antécédents qui, seules, peuvent autoriser à classer l'angine suspecte dans cette nouvelle catégorie.

Le traitement spécifique servira, dans les cas douteux, de pierre de touche.

## INDEX BIBLIOGRAPHIQUE


Barthélemy et Balzer. — *Dictionnaire de médecine et de chirurgie pratiques*. Article syphilis.

Battier (Marius). — *Thèse*, Paris, 1897.

Bazin. — Leçons théoriques et cliniques sur la syphilis.

Bosquier. — *Journal des sciences médicales de Lille*, 1897.

Boulloche. — Les angines à fausses membranes.

Bourges. — *Gazette hebdomadaire*, 1892.

— *Semaine médicale*, 1895.

Bourges et Hudelo. — *Bulletin de la Société de Biologie*, 1894.

Brindel et Raoult. — *Société française de laryngologie*, 1900.

Cornil. — *Académie de médecine*, 1878.

— Leçons sur la syphilis.

Devasse et Deville. — *Archives générales de médecine*, 1845.

Diday. — *Mémoires et comptes rendus de la Société des sciences médicales de Lyon*, 1861-1862.

Dieulafoy. — *Semaine médicale*, 1895.

— Traité de pathologie interne.

Escat. — Maladies du pharynx.

Follin. — Traité de pathologie externe.

Fournier. — *Gazette hebdomadaire*, 1875.

— Leçons cliniques sur la syphilis chez la femme.

Grisolle. — Traité de pathologie interne.

Hauttement. — *Thèse*, Paris, 1888.

Lancereaux. — Traité historique et pratique de la syphilis.

Lasègue. — Traité des angines.

Legendre (P.). — *Archives générales de médecine*, 1884.

Lichwitz et Sabrazès. — *Archives internationales de laryngologie*, 1899.

Lermoyez, Helm et Barbier. — *Semaine médicale*, 1894.

Martellière. — *Thèse*, Paris, 1854.

Martin (A). — *Union médicale*, 1861.

Mauriac. — Leçons sur les maladies vénériennes.

Pivaudran. — *Thèse*, Paris, 1884.

Raoult et Thiry. — *Société française de laryngologie*, 1898.

— *Société française de laryngologie*, 1899.

Robin (A). — Leçons de clinique et thérapeutique médicales.

Robin (A.) et Deguéret. — *Gazette médicale de Paris*, 1891.

Rouflay. — *Archives de médecine militaire*, 1896.

Ruault. — *Annales des maladies de l'oreille*, 1894.

Simonin. — *Bulletin de la Société médicale des hôpitaux*, 1902.

Teissier. — *Archives de médecine expérimentale*, 1895.

Variot. — La diphtérie et la sérumthérapie.

Vincent. — *Annales de l'Institut Pasteur*, 1896.

— *Bulletin et mémoires de la Société médicale des hôpitaux*, 1898.

— *Annales de l'Institut Pasteur*, 1899.

— *Archives internationales de laryngologie*, 1899.

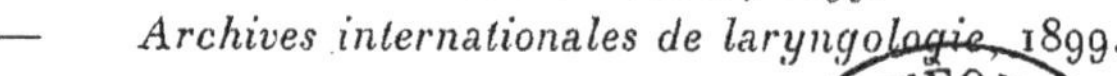



CHARTRES. — IMPRIMERIE DURAND, RUE FULBERT.

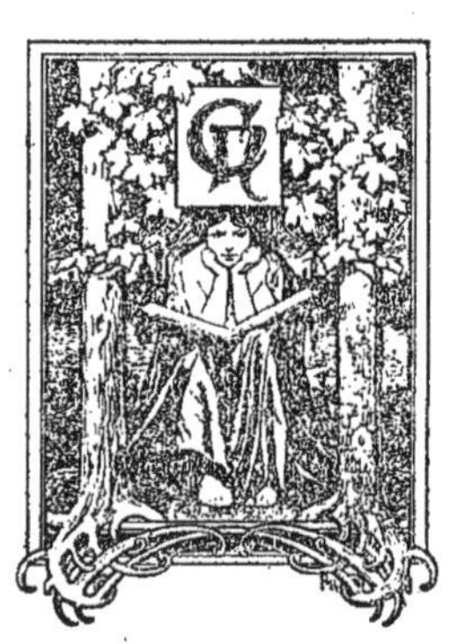

www.ingramcontent.com/pod-product-compliance
Ingram Content Group UK Ltd.
Pitfield, Milton Keynes, MK11 3LW, UK
UKHW020202200726
13856UKWH00003B/1151

9 782013 542401